基于设备理念的老年人康复与护理研究

邹 稷 著

中国纺织出版社

内容提要

老年人的身体健康一直是我们关注的热点，尤其是需要康复治疗的老年人。本书从老年人康复所涉及的器材和设备入手，涉及老年人康复设备的特点、类型和具体含义界定，发展现状及未来趋势，老年人健身器材的使用，老年人辅助设备康复护理和老年残疾人康复的护理工作等。本书可以作为康复设备行业的企业管理者、工程技术人员、相关政府管理部门工作人员、高校相关领域的师生参考阅读。

图书在版编目（CIP）数据

基于设备理念的老年人康复与护理研究／邹稷著
. --北京：中国纺织出版社，2019.9（2021.7重印）
ISBN 978－7－5180－5557－9

Ⅰ．①基… Ⅱ．①邹… Ⅲ．①老年人－康复训练－医疗器械－研究②老年人－护理－医疗器械－研究 Ⅳ.
①R496

中国版本图书馆 CIP 数据核字（2018）第 250360 号

责任编辑：武洋洋　　　责任校对：王花妮　　　责任印制：储志伟

中国纺织出版社出版发行
地址：北京市朝阳区百子湾东里 A407 号楼　　　邮政编码：100124
销售电话：010－67004422　　　传真：010－87155801
http://www.c－textilep.com
E－mail：faxing@e－textilep.com
中国纺织出版社天猫旗舰店
官方微博 http://www.weibo.com/2119887771
北京虎彩文化传播有限公司印制　各地新华书店经销
2019 年 9 月第 1 版 2021年 7 月第3次印刷
开本：710×1000　1/16　印张：12.25
字数：190 千字　　定价：58.00 元

前　言

随着科学技术的进步和人类生活的改善，人类平均寿命普遍延长，人口老化问题日益突出。据预测，至2025年，我国老年人口数量将超过3亿；2030年，65岁以上的人口占比将超过日本，成为全球人口老龄化程度最高的国家；2033年，将超过4亿，达到峰值，一直持续到2050年。随着经济社会的发展，我国人口老龄化面临新的形势。当前和今后一个时期，我国人口老龄化发展将呈现出五个鲜明特点：老年人口增长快，规模大；高龄、失能老人增长快，社会负担重；农村老龄问题突出；老年人家庭空巢化、独居化加速；未富先老矛盾凸显。

人口老龄化是我国的基本国情，老龄化加速发展是我国经济社会发展新常态的重要特征。人口老龄化问题涉及政治、经济、文化和社会生活各个方面，是关系国计民生和国家长治久安的重大社会问题，已经并将进一步成为我国改革发展中不容忽视的全局性、战略性问题。而且新一代老年群体思想观念更解放，经济实力更强，文化程度更高，对养老保障措施、优待制度、服务水平等也有着更高的要求。为了应对这种新的变化趋势，作者结合自己多年的教学经验撰写了《基于设备理念的老年人康复与护理研究》一书。本书注重结合我国国情，运用现代康复与护理的观点，以老年人的健康为中心，充分考虑了老年人在生理、心理、社会适应能力方面与其他年龄组人群的差异，力求体现本书的科学性和系统性。

限于作者的能力和水平，书中难免存在不当和疏漏之处，恳请同行专家、读者予以指正。

作者
2018年10月

目　录

第一章　社区健身器材的辅助康复功能

全民健身关系着人民群众的身体健康和生活幸福，是综合国力和社会文明进步的重要标志，是社会主义精神文明建设的重要内容，是全面建成小康社会的重要组成部分。居民的体育健身意识逐渐加强，参与体育锻炼的人数显著增加，而健身的形式也越来越多样化，其中利用社区健身器材进行体育锻炼占据了很高的比例，而老年人是主要的使用群体。

如今社区健身器材种类多样，居民在使用时缺乏专业指导，对器材的选择和使用方法具有一定的盲目性，尤其是老年群体。由于老年群体的骨骼肌肉退化、骨骼的物理强度降低、肌肉强度下降、运动与平衡能力减弱，并且多伴有其他系统的疾病，诸如高血压、糖尿病、心脑血管疾病等，因此对健身器材的安全使用要求更加严格。

第一节　社区健身器材使用概况

目前，许多小区、广场、公园都有健身设施，为居民健身、休闲提供了方便。户外健身器材的目标群体是大众，它的广普性使其具有简单、易学、见效快的特点，非常受老年人欢迎。

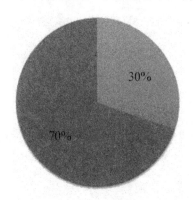

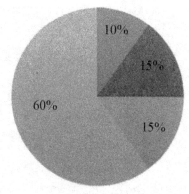

■中年人　■老年人　　　　　■年轻人　■中年人　■小孩　■老年人

图1-1　早上社区健身设施使用人群分布　图1-2　晚上社区健身设施使用人群分布

一般每天社区健身设施的使用有早、中、晚三个高峰期。其中，早上基本上没有年轻人使用，中年人占30%，老年人占70%（图1-1）；中午有部分中年人和小孩，大多数是老年人；晚上锻炼的人群中，年轻人占10%，中年人占15%，小孩占15%，老年人占60%（图1-2）。可见老年人是社区健身设施的主要使用者，但是很多老年朋友并不完全熟悉各种健身器材的正确使用方法。

根据各类器材的功能，社区中常见的运动器械可分为四个类型：①伸展类，如肋木架、伸腰器等；②扭腰类，如扭腰器等；③有氧类，如太空漫步机、健骑机、攀爬云梯等；④力量类，如单杠、蹬力器等。

在使用这些器材时，要掌握正确方法，尤其是老年人要量力而为，不要贪图量多、速成。有某些疾病的老人要慎用某类健身器，以免锻炼不成，反而使病情"雪上加霜"。

第二节　老年心脑血管疾病患者社区健身器材使用指南

一、高血压病

高血压病的流行是一个群体现象，群体的疾病应该用群体的方法来防治。国内外经验表明控制高血压的最有效的方法是社区防治。社区高血压病防治计划的根本目的是在社区人群中实施以健康教育和健康促进为主导、以防治高血压病为重点的干预措施，提高整个人群的健康水平和生活质量。其主要目标是在一般人群中预防高血压的发生；在高危人群中降低血压水平，提高高血压病患者的管理效率、服药率和控制率，最后减少并发症的发生。

（一）高血压病的病因

（1）遗传因素：高血压病有遗传倾向，据估计，人群中至少有20%～40%的血压变异由遗传决定。

（2）环境因素：高血压病可能是遗传易感性和环境因素相互影响的结果。

（3）年龄：发病率随年龄增长而增高，40岁以上者发病率高。

（4）其他：肥胖者发病率高；膳食中钠盐摄入量与人群血压水平和高血压病患病率密切相关。

（二）高血压病的症状

每个高血压病患者的症状都有所不同。发病初期可能无症状或症状不显著，只会在精神紧张、过度劳累或者情绪发生波动后出现血压升高的情况，但是经过一定时间休息后血压会重新恢复正常。随着时间推移，血压水平明显持续升高，各种症状也逐渐凸现，这被称为缓进型高血压病，其常见的临床症状为心悸、胸闷、乏力、头晕、头痛、注意力难以集中、记忆力弱化、肢体麻木、夜尿增多等。有时当血压突然升高到一定程度时甚至会发生剧烈头痛、心悸、呕吐、眩晕，严重时会出现神志不清、抽搐等症状，这被称为急进型高血压和高血压危重症，一般会在短期内发生严重的心、脑、肾等器官的损害和病变，例如中风、心梗、肾衰等。

（三）如何使用健身器材

适宜高血压病患者辅助康复的常用社区健身器材有：上肢牵引器、健骑机、太空漫步机、伸腰伸背器、跑步机和压腿器等。

1. 上肢牵引器

器械名称：上肢牵引器。

器械介绍：通过绳索和滑轮来牵引上肢，有助于改善肩关节活动度。

器械结构：由立柱、固定在顶端的滑轮、牵引绳及手柄组成。

健身方法：锻炼者站在牵引器下方，两臂上举，两手分别抓握牵引器上的手柄。一手用力将牵引绳下拉，利用滑轮改变力的方向，另一手随之向上牵引，直至被牵引的上臂伸直为止，且目视被牵引的手。

运动速度：慢。

运动强度：中等。

运动频率：2~3min/次，3~5次。

运动次数：1~2次/天，至少3天/周。

2. 健骑机

器械名称：健骑机。

器械介绍：属于力量类与有氧类复合器械。

器械结构：由支架、脚蹬和手柄组成。

健身方法：健身者跨骑在座位上，双手握紧手柄，双脚置于脚蹬上，身体挺直。双手拉住手柄，同时双脚向前直至蹬直，使身体保持一条直线。然后向前推动手柄，身体后坐，恢复至准备姿势。通过手臂屈伸及脚蹬动作配合，来回反复运动以达到锻炼的目的。如果需要提升锻炼难度，可将双脚放置于踏蹬上方的横杠处，使身体保持一条直线，增加对力量的要求。

运动速度：中等。

运动强度：中等。

运动频率：10~15min/次。

运动次数：1~2次/天，至少3天/周。

3. 太空漫步机

器械名称：太空漫步机。

器械介绍：模拟失重环境下太空行走的方式而设计的健身器械。

器械结构：由底座、支撑、横杆、悬臂及踏板组成。

健身方法：双手握住器械横杆，双脚分别踩在两个踏板上，人体保持自然站立姿势。膝关节伸直，以髋关节为轴心进行前后摆动，两腿迈开至一定角度（约60°）时，顺势自然下行，至垂直线时两腿交换方向，如此周而复始，使两腿以自然协调的姿态交叉迈步。

运动速度：中等。

运动强度：中等。

运动频率：50~60次/min。

运动次数：15min/天，至少3天/周。

4. 跑步机

器械名称：跑步机。

器械介绍：常见的社区健身器械。

器械结构：由支撑柱子、扶手横杆及踏板或履带组成。

健身方法：健身者站立于跑步机上，上手扶住横杆，目视正前方。双腿轮流跑动，根据个人情况，调整运动速度。

运动强度：低。

运动频率：1~2min/次，10~15次。

运动次数：1~2次/天，至少3天/周。

5. 压腿器

器械名称：压腿器。

器械介绍：又称压腿杠，是最为常见的组合健身器械，分为不同的高度，使用方法多样，简便，功能较多。

器械结构：由支柱和横杆两部分组成。

健身方法：健身者选择适合自己练习高度的压腿杠，正面站立，将一条腿搁于横杆上。髋部后坐，臀部要平，支撑腿与地面垂直，双膝绷直，上体向前倾，双手同时抓握横杆，使上体尽量与腿靠拢。保持数秒至1min，然后换另一条腿。

运动强度：低到中等。

运动频率：1～2min/次，3～5 次。

运动次数：1～2 次/天，至少 3 天/周。

（四）注意事项

1．适应证

（1）临界性高血压和Ⅰ、Ⅱ期高血压。

（2）Ⅱ期高血压要以药物治疗为主、体育康复手段为辅。

（3）Ⅲ期高血压病患者参加康复运动要视具体情况而定。

2．禁忌证

（1）因各种疾病而导致的症状性高血压患者以及症状不稳定患者。

（2）有较严重的并发症患者。

二、冠心病

冠心病患者不适合进行剧烈运动，因此为大家推荐一些较为舒缓的健身器材。这些运动可以促进血液循环，提高心脏机能，有效改善心脏缺血、缺氧的状况，减少胸闷、心悸、头晕等症状出现的概率。

（一）冠心病的病因

冠心病的危险因素包括可改变的危险因素和不可改变的危险因素。了解并干预危险因素有助于冠心病的防治。

（1）可改变的危险因素：高血压、血脂异常（总胆固醇过高或低密度脂蛋白胆固醇过高、甘油三酯过高、高密度脂蛋白胆固醇过低等）、超重/肥胖、高血糖/糖尿病；不良生活方式包括吸烟、不合理膳食（高脂肪、高胆固醇、高热量等）、缺少体力活动、过量饮酒及社会心理因素等。

（2）不可改变的危险因素：性别、年龄、家族史；此外，与感染有关的因素，如巨细胞病毒、肺炎衣原体、幽门螺杆菌等。

冠心病的发作还常常与季节变化、情绪激动、体力活动增加、饱食、大量吸烟和饮酒等有关。

（二）冠心病症状

1. 临床症状

（1）冠心病临床表现为典型胸痛。由体力活动和情绪激动等因素诱发，病人会突然感觉心前区疼痛，一般为发作性绞痛或压榨痛，也可有憋闷感。疼痛从心前区或胸骨后开始，向上放射至左肩及手臂，有时甚至会放射至小指和无名指，通过含服硝酸甘油或休息可缓解症状。胸痛也会在安静状态下或夜间出现，通常是由于冠脉痉挛造成，也称为变异型心绞痛。一旦胸痛性质发生变化，如新近出现的进行性胸痛，引起疼痛的最低刺激量慢慢降低，导致轻度体力活动或者情绪激动（甚至休息或熟睡）时也会发作。如果疼痛继续加剧、频率逐渐加快，持续时间延长，休息或含服硝酸甘油也不能缓解，此时常怀疑为不稳定心绞痛。

需要注意的是，部分冠心病病人症状并不典型，仅表现为心前区不适、心悸或乏力，或以胃肠道症状为主。某些患者可能没有疼痛，如糖尿病患者和老年人。

（2）心绞痛：按照国际惯例，通常采用加拿大心血管协会分级心绞痛。

1级：在日常活动无心绞痛发作，如步行、爬梯等。

2级：因心绞痛，日常活动轻度受限。

3级：因心绞痛，日常活动明显受限。

4级：任何体力活动均可发生心绞痛。

发生心肌梗死时，病人胸痛剧烈，持续时间长（一般多于30min），即使含服硝酸甘油也不能缓解，并可有出汗发热、恶心呕吐，甚至发绀、血压下降、休克、心衰等症状。

（3）猝死：约有三分之一的患者第一次患冠心病会发生猝死。

（4）其他：可伴有全身症状，如恶心呕吐、发热出汗、惊恐等。

2. 体征变化

心绞痛患者未发病的时候无特殊体征。患者会出现心音减弱，心包摩擦音。并发室间隔穿孔、乳头肌功能不全者，可于相应部位听到杂音。心律失常时听诊心律不规则。

（三）如何使用健身器材

适宜冠心病患者辅助康复的常用社区健身器材有：太空漫步机、上肢牵引器、跑步机、太极揉推器、健骑机等。使用方法参照高血压病的健身方法，运动时间可做调整。

1．太极揉推器

器械名称：太极揉推器。

器械介绍：又称太极轮，也称气孔肩关节训练器，增强身体肩、肘、髋和膝等部位的肌肉力量和韧带拉伸力，增加肌肉运动耐力和协调配合能力，加强肌肉关节灵活性和柔韧性，提高全身肌肉组织的活动能力，放松锻炼后的肌肉疲劳，疏通关节经络，延缓身体机能过早老化。

器械结构：由四个钢制轮子朝天举起，轮子由架子固定，上面安装有滚轴，能够360°自由转动。

健身方法：面对多位太极揉推器任意一个转盘站立，双腿叉开呈马步，上身自然挺起，小腹微收，双手平展展开后压紧转盘凸台面，然后向相同或相反方向转动即可。

2．其他健身器材

（1）太空漫步机运动5min；上肢牵引器运动5min。

（2）跑步机35min；太极揉推器5min；健骑机5min。

一般在清晨或傍晚进行，每次15～30min，中间休息1～2次，每次3～5min，以后可逐渐增加步行速度和持续时间。

（四）注意事项

（1）选择适当项目。患者可根据自己的病情、年龄、体力、爱好等进行选择，但以体力负担不大、动作简单易学、不过分低头弯腰、动作缓慢有节奏、竞争不激烈的项目为首选。

（2）掌握适应范围。高血压病已经发生心、脑、肾并发症，已经合并有高血压心脏病、冠心病、不稳定型心绞痛、半年内发生过心肌梗死、严重心律失常的患者应停止采用运动疗法。

（3）把握好运动量。运动量的指标是患者的自我感觉及活动时的心率。

（4）做到循序渐进、持之以恒。

三、脑卒中

脑卒中亦称脑中风，是一种突然发病的脑血液循环障碍性疾病，又称脑血管意外。脑卒中指脑血管疾病的患者，因各种诱发因素引起脑内动脉狭窄、闭塞或破裂，造成急性脑血液循环障碍，临床上表现为一次性或永久性脑功能障碍的症状和体征。

脑卒中分为缺血性和出血性两大类。由血管阻塞引起缺血性脑卒中又称脑梗塞，占卒中发病总数的70%~80%。在脑血管病猝死事件中，由脑梗塞引起的占80%。

（一）脑卒中的病因

（1）高血压病：无论是缺血性中风还是出血性中风，高血压病是最主要的独立危险因素。通过降压药、低盐饮食等可将血压逐渐降至140/90 mmHg以下。

（2）糖尿病：通过控制饮食、降糖药，将血糖降至3.9~6.1mmol/L的正常范围。

（3）心脏疾病：如风湿性心脏病、冠心病。尤其是心房颤动引起栓子脱落造成脑栓塞。

（4）血脂代谢紊乱：可引起脑动脉硬化。极低密度脂蛋白、低密度脂蛋白是引起动脉粥样硬化的主要脂蛋白，高密度脂蛋白是抗动脉硬化脂蛋白。

（5）短暂性脑缺血：缺血性中风分类的一个类型，也可以是脑梗塞的先兆或前期症状，应及时治疗。

（6）吸烟与酗酒：缺血性中风的危险因素。

（7）血液流变学紊乱：特别是全血黏度增加时脑血流量下降，其中红细胞比积增高和纤维蛋白原水平增高是缺血性中风的主要危险因素。

（8）肥胖与超重：缺血性中风的危险因素。

（9）年龄：动脉粥样硬化的重要危险因素，粥样硬化程度随年龄增高而增加。50岁以上随着年龄增加脑卒中发病率增加，中青年发病者人数也有增加，不可忽视。

（10）性别：一般来说女性中风发病率低于男性。

（二）脑卒中的症状

研究发现脑卒中常见预兆有如下几种情况。
（1）头晕，突然感到眩晕。
（2）肢体麻木，突然感到一侧面部或手脚麻木，或者舌麻、唇麻。
（3）偶尔吐字不清或讲话不灵。
（4）肢体无力、活动不灵。
（5）异样的头痛。
（6）突然跌倒或晕倒，不明原因。
（7）短暂意识丧失，个性和智力的突然变化。
（8）全身感到乏力，肢体软而无力。

（9）恶心呕吐，血压波动。

（10）整天昏昏欲睡，处于嗜睡状态。

（11）某一侧肢体不自主地抽动。

（12）双眼一时看不清眼前出现的事物。

（三）如何使用健身器材

适宜脑卒中患者辅助康复的常用社区健身器材有：上肢牵引器、健骑机、太极推手器、腿部按摩器、腰背按摩器、下肢康复器等。

1. 太极推手器

器械名称：太极推手器。

器械介绍：以太极拳的基本动作"推手"作为基本锻炼形式。

器械结构：由支架、转架及手柄三部分组成。

健身方法：健身者面向器械，选择适当的距离，双脚前后开立，屈膝，双手紧握手柄，然后有规律地做顺时针或逆时针运动来推动转盘运动。随着手柄推动身体重心逐渐向前移至最远端，后下肢成弓步，随着重心回移至最近端，后下肢成虚步。如此反复进行，动作类似于太极中的"推手"动作。

运动速度：中等。

运动强度：中等。

运动频率：1~2min/次，2~4次。

运动次数：1~2次/天，至少3天/周。

2. 腿部按摩器

器械名称：腿部按摩器。

器械介绍：拉伸腿部肌肉韧带，按摩腿部肌肉，提高腿部灵活性，促进腿部血液循环，达到康复功效。

器械结构：由底座、支架及横杆组成。

健身方法：面对器材，一条腿站立伸直，另一条腿抬起伸直，将脚踝处放在横杆上。然后前后移动以按摩腿部肌肉。

运动速度：中等。

运动强度：弱。

运动频率：5min/次，3~5次。

运动次数：1~2次/天，至少3天/周。

3．腰背按摩器

器械名称：腰背按摩器。

器械介绍：增强腰部、腿部力量，按摩腰、背肌肉及中枢神经系统，缓解疲劳，活动经络。

器械结构：由支架和两只可以活动的圆柱形按摩器组成。

健身方法：双手扶住把手，背靠滚轮。左右或上下进行按摩。

运动速度：慢或中等。

运动强度：弱。

运动频率：5min/次，3~5次。

运动次数：1~2次/天，至少3天/周。

4．下肢康复器

器械名称：下肢康复器。

器械介绍：一组可供双人同时锻炼下肢功能的复合健身器械。

器械结构：基本构造和健身翘板类似，由基座（含座位）、可活动置脚横栏及固定的扶手栏三部分组成。

健身方法：

（1）单人：健身者端坐于器械一侧的座位上，双脚置于器械下部置脚横栏上，双手握于扶手栏。双足稍稍用力向前踩蹬使其随轨道向前移动，至下肢完全伸直，然后向后回缩，使横杠向后移动，直至屈膝，如此循环往复。

（2）双人：两位健身者分别端坐于器械的两侧座位上，两脚置于器械下部置脚横栏上，双手握于扶手栏。先由一方双足用力向前使置脚横栏随轨道向前移动，另一方随之回缩至最远端后，两人再做相反动作，使横栏向反方向运动至最远端。为增加锻炼难度，回缩的一方在回缩过程中，可以适当地给伸展方阻力以对抗其前进。

运动速度：中等。

运动强度：中等。

运动频率：3~5min/次，3~5次。

运动次数：1~2次/天，至少3天/周。

（四）注意事项

（1）锻炼强度和负荷适宜，不可锻炼过度。

（2）做好防护和准备活动。

（3）按时有规律地锻炼。

（4）合理安排锻炼项目。

（5）做好锻炼记录。

（6）康复和治疗并进。

四、高血脂

高脂血症是指血浆中的胆固醇、甘油三酯以及低密度脂蛋白水平升高和高密度脂蛋白过低的一种的全身脂代谢异常疾病。

（一）高血脂的病因

按照病因，高脂血症可分为原发性和继发性两类。原发性高脂血症是原来无任何其他疾病而发生高脂血症，一般是由遗传因素所致。继发性高脂血症是由于各种原因引起的高脂血症，如糖尿病、甲状腺功能减退、肾病综合征、肾移植、胆道阻塞等。此外，其他因素如年龄、性别、季节、饮酒、吸烟、饮食、体力活动、精神紧张、情绪活动等也与高血脂症有关。

（二）高血脂的症状

高血脂症状一般表现不是很明显。绝大多数的高血脂症患者自己没有感觉，大多是在检查身体时或者做其他疾病检查时发现的。高血脂症主要伴随有并发症，如并发动脉硬化、并发心脏疾病、出现大脑供血的问题、出现肝功能异常或者肾脏的问题、高血脂症胰腺炎，这些都可能成为高血脂症的症状。

（三）如何使用健身器材

适宜高血脂患者辅助康复的常用社区健身器材有：跑步机、臂力训练器、蹬力训练器、太极揉推器、划船器、健骑机等。

1. 臂力训练器

器械名称：臂力训练器。

器械介绍：一种锻炼上臂力量的力量型健身器械。

器械结构：由支架及一组可双向旋转的圆盘组成。

健身方法：两位健身者相向而立，站于器械前方，双手分别紧握器械圆盘。待准备完成后健身者各自用力使圆盘向对方相反的方向转动，通过持续性的力量达到健身效果。

运动速度：慢。

运动强度：中等。

运动频率：3~5min/次，3~5次。

运动次数：1~2次/天，至少5天/周。

2. 蹬力训练器

器械名称：蹬力训练器。

器械介绍：借助于自身腿部的力量来达到锻炼的目的，主要对下肢具有康复训练的作用。

器械结构：由支架、座椅（含靠背）及脚踏横杠组成。

健身方法：健身者端坐于器械的坐板上，双脚置于器械底部的横杠处，双手扶于器械支架上方的手柄，目视前方。双足用力向前蹬伸至双膝伸直，利用下肢力量使身体有所抬高，并停留片刻。恢复至起始动作，此为一个周期。

运动速度：中等。

运动强度：低。

运动频率：10~30个/次，3~5次。

运动次数：3~5次/天，至少5天/周。

3. 划船器

器械名称：划船器。

器械介绍：主要锻炼四肢肌肉力量，改善四肢协调能力。

器械结构：由底座、滑竿及脚蹬组成。

健身方法：双手握紧扶手，在器材上做划船运动。

运动速度：中等。

运动强度：中等。

运动频率：10~20个/次，3~5次。

运动次数：1~2次天，至少5天/周。

（四）注意事项

（1）注意患者服用的某些调脂药物有潜在的导致肌肉损伤的可能。

（2）有氧运动每次持续时间30min以上，降脂效果较好。

（3）有氧运动对血脂（脂蛋白）的调节效果可能出现在健身运动后3~6个月，不可操之过急。

（4）有氧运动同时应注意饮食控制，保持热量负平衡，减少胆固醇和饱和脂肪酸的摄入。

第三节　老年肌肉骨骼系统疾病患者社区健身器材使用指南

一、关节炎

关节炎是一种常见的慢性疾病，指发生在人体关节及其周围组织的炎性疾病，最常见的是骨关节炎和类风湿关节炎两种。我国的关节炎患者有1亿人以上，且人数还在增加。发病时期不同，其临床表现也有差异。急性期临床表现为关节的红、肿、热、痛，慢性期表现为功能障碍及关节畸形，严重将导致关节残疾，影响患者生活。

（一）关节炎的病因

常见的关节炎有骨性关节炎、类风湿性关节炎、损伤性关节炎三种。关节炎的病因复杂，主要与炎症、自身免疫反应、感染、代谢紊乱、创伤、退行性病变等因素有关。

1. 骨性关节炎病因

（1）骨质改变：软骨剥脱，软骨下骨板露出，骨面下骨髓内血管和纤维组织增生，不断产生新骨，沉积于裸露骨面下，形成硬化层，骨质致密，表面光滑如象牙。硬化区在压应力的作用下，骨质发生微骨折、坏死、囊性变。软骨边缘处出现骨赘新生物，软骨下骨髓内骨质增生，骨质内囊肿形成是该病的一大特点。晚期由于关节面严重破坏、骨赘继续增生，加上关节囊产生纤维变性和增厚，限制关节的活动。周围肌肉因疼痛产生保护性肌痉挛，关节活动进一步受到限制，关节畸形。关节间隙变窄，出现关节半脱位，内侧软组织挛缩，功能受阻，最终形成纤维性强直。

（2）骨关节炎滑膜改变：早期滑膜充血，局限性淋巴细胞及浆细胞浸润。后期软骨、骨质病变严重，关节滑膜衬里层明显增厚，滑膜细胞层数增加，造成多发、重叠等，呈绒毛状增生并失去弹性，其内有时埋有破碎的软骨或骨质小块，并可引起异物巨细胞反应。关节面上生物应力平衡失调，有的部位承受应力较大，有的部位较小，应力平衡失调导致软骨、关节囊、滑膜的进一步破坏，形成恶性循环，病变不断加重。

（3）软骨病变：一般认为软骨是骨关节炎最早发生病变的部位。开始出现局灶性软骨表层软化，表面粗糙，呈灰黄色，失去正常弹性，并呈小片状脱落，表面有不规则的小凹或线帚样小沟，多见于负荷最大处。进一步发展，出现软骨面微小裂隙，明显粗糙和糜烂，逐渐形成溃疡，溃疡的大小、形态及深浅不一。深者可达骨质，范围广泛者可见软骨大部脱失，有的软骨细胞或骨赘脱落，在关节内形成游离体。

2. 类风湿性关节炎病因

类风湿性关节炎的发病原因目前尚未清楚，确切的病因至今未明。实验研究发现，多种致病原（如细菌、病毒、衣原体、螺旋体等）均可引致不同的动物类风湿关节炎样病征。

3. 损伤性关节炎病因

（1）暴力外伤。如坠压、撞击等造成骨关节内骨折、软骨损坏、关节内异物存留等，使关节面不平整，从而使其遭受异常的磨损和破坏。

（2）承重失衡。如关节先天或后天畸形和骨干骨折成角畸形愈合，使关节负重力线不正，长期承压处的关节面遭受过度磨损与破坏。

（3）活动、负重过度。如某些职业要求机体的某些关节活动频繁或经常采取某种特定姿势，或重度肥胖，或截肢后单侧肢体承重等，均可造成积累性损伤，导致相应关节的关节面的过度磨损和破坏。

（二）关节炎的症状

（1）疼痛：关节炎主要表现为疼痛。

（2）肿胀：关节炎症的常见表现，并非与关节疼痛的程度相关。

（3）功能障碍：关节疼痛及炎症会导致关节周围组织水肿，从而引起关节活动受阻。后期可能出现永久性关节功能丧失。

（4）体征：不同类型的关节炎体征不同，可出现红斑、畸形、软组织肿胀、关节红肿、渗液、骨性肿胀、骨擦音、压痛、肌萎缩或肌无力、关节活动范围受限及神经根受压等体征。

（三）如何使用健身器材

要选择在晴朗温暖干燥的环境天气下进行，注意对关节的保暖，避免风吹。适宜关节炎患者辅助康复的常用社区健身器材有：太空漫步机、蹬力训练器、仰卧起坐板、上肢锻炼器等。太空漫步机的使用方法参照高血压病的健身方法。蹬力训练器的使用方法参照高血脂的健身方法。

1. 仰卧起坐板

器械名称：仰卧起坐板。

器械介绍：长方形类似床板，两侧有支架支撑。膝关节关节炎的老年患者常有屈曲挛缩的并发症，这是由于疼痛导致膝关节长期保持在屈曲位，伸膝肌群肌力减弱，屈膝肌群紧缩造成的。即使进行过全膝关节置换术，该问题依然存在，这是由手术方式造成的，因此患者常常抱怨膝关节后方有紧绷的感觉。针对该问题，我们需要在仰卧起坐板上对腿部肌肉进行牵伸，以防治屈肌肌群挛缩，缓解膝关节后方的紧绷感，以便进一步增加伸膝角度，改善步态。

器械结构：由支架、置脚横杆、绊脚横杆及平台组成。

健身方法：坐位，双脚垂于边缘，脚底踩在地面上，慢慢摩擦地面向后方滑动。到终末端停留 3~5min，接着慢慢滑动脚掌回到原位。整个过程脚底需紧贴地面，不可离地，整个过程重复 2~3 次，以充分牵伸腿部肌肉。

运动速度：慢。

运动强度：低。

运动频率：3~5min/次。

运动次数：2~3 次/天，至少 3 天/周。

2. 上肢锻炼器

器械名称：上肢锻炼器。

器械介绍：主要是用来锻炼上肢及肩背运动的健身器械。

器械结构：由一对扶手、座位及支架组成。

健身方法：健身者面向健身器械端坐，双手正握或反握任一对扶手。然后用力下拉，直至最低点，可稍持续数秒，然后还原，如此循环往复。

运动速度：中等。

运动强度：低。

运动频率：10~30 个/min。

运动次数：1~2 次/天，至少 3 天/周。

（四）注意事项

（1）避免大强度、关节不稳定的多重复性练习及过度拉伸和过度运动。

（2）运动初始阶段，应采用低强度和短时间的渐进方法。对于功能较差的患者应采用 5~10min 的间隙性练习。

（3）有明显晨僵的风湿性关节炎患者应避免晨练。

（4）出现异常或持续疲劳、虚弱加重、关节活动范围缩小、关节肿胀加重和运动后持续疼痛超过 1h 的锻炼者，应停止锻炼。

二、肩周炎

肩周炎指肩部关节囊因发炎而造成疼痛及关节活动度下降。肩周炎的好发年龄约在中年之后,因此也称为"五十肩"。也有人称其为"冷冻肩",指肩关节活动度下降,就像是被冷冻了一样。

（一）肩周炎的病因

目前确切的病因尚不清楚,有人认为是一种自身免疫性疾病,也有人认为与全身性代谢障碍有关。因肩部受到外伤、脑中风、偏瘫等造成肩部缺少活动的患者,也常发生肩周炎。

（二）肩周炎的症状

肩周炎依其病程的变化大致可以分为 4 期。

（1）第一期:特征为关节囊发炎,但关节活动度下降并不明显。患者在这一时期会出现夜间疼痛及不适,由于这个时期关节活动下降并不明显,有时不容易做出肩周炎的诊断。

（2）第二期:仍会持续疼痛,此时期关节活动度的限制变得明显,尤其进行外展及外旋方向的动作,患者在这一时期的日常生活也会受到明显的影响。

（3）第三期:疼痛会逐渐改善,但关节活动度的下降仍然十分明显。

（4）第四期:消退期,病患的疼痛已不明显,但会留下不同程度的关节活动度的损失。整个病程若没有治疗,症状可能会持续 1～2 年。

（三）如何使用健身器材

适宜肩周炎患者辅助康复的常用社区健身器材有:仰卧起坐板、大转盘、立式转腰架、健柱、上肢牵引器、上肢锻炼器。上肢牵引器的使用方法参照高血压病的健身方法,上肢锻炼器的使用方法参照关节炎的健身方法。

1. 仰卧起坐板

器械名称:仰卧起坐板。

器械介绍:仰卧起坐平台,以卧起坐立作为基本锻炼形式的健身器械。

器械结构:由支架、置脚横杆、绊脚横杆及平台组成。

健身方法 1:患者坐在平台上,患侧手指抓牢平台的边缘,身体向健康肩部一侧倾斜,肩部尽可能贴近仰卧起坐板。

健身方法 2:患者仰卧,用双侧肘关节支撑,身体放松,使身体的重量落于双侧肘关节之间,可以使上臂向前滑动。

健身方法 3:患者俯卧,双肘支撑,身体放松,使身体的重量落于双侧肘关节之间,可以使上臂向后滑动。

健身方法4：弯腰接近90°，健康一侧的手扶持板沿，依靠身体前后、左右摆动的惯性，让患肩周炎的肩膀放松自然下垂，跟着摆动，每次做2～3min。

健身方法5：坐在平台边，患侧的手臂放松并放在平台上，手和平台间可以铺垫一些容易滑动的布，自然弯腰，把手贴着平台被动往前滑动，在末端停留5～10s，然后手臂随着身体缓慢回位。

运动速度：中等。

运动强度：中等。

运动频率：10～30个/次，3～5次。

运动次数：1～2次/天，至少3天/周。

2. 大转盘

器械名称：大转盘。

器械介绍：由一组（或多组）可旋转的椭圆形转盘构成，因此而得名，是较为常用的健身器械之一。

器械结构：由支架及转盘（含把手）组成。

锻炼方法：站立位，双手分别握住两侧把手，正时针、逆时针方向来回转动大转盘。尽量使用肩部的力量，下肢和髋部要固定，避免摇晃而出现代偿动作。

运动速度：慢或中等。

运动强度：弱。

运动频率：1～3min/次，3～5次。

运动次数：1～2次/天，至少3天/周。

3. 立式转腰架

器械名称：立式转腰架。

器械介绍：适用于肩周炎患者，是较为常见的健身器械之一。

器械结构：由两个边柱支撑，上横柱有两个可以旋转的三角铁环，下横柱有一个可以旋转的圆盘。

健身方法：站立在圆盘上，患肩周炎一侧的手拉着扶手，屈肘90°贴紧身体。身体绕着患侧的肩膀做旋转，终末端停留5～10s，然后放松，缓慢回位。

4. 健身柱

器械名称：健身柱。

器械介绍：又称健身立柱，适用于肩周炎患者的康复锻炼器材。

器械结构：由带有按摩功能的圆柱形立柱及逐级上升的齿状弧形带组成。

健身方法1：背对器械，背靠立柱。注意腰背部与健身柱柱身充分接触，利用下蹲起身动作使腰背部在健身柱上做上下摩擦运动或半蹲位进行左右摩擦运动。为保证老年人运动时的安全，建议双手反握上方的把手，以保证身体稳定。也可以用手臂敲击健身柱，手掌、肩部等部位与之摩擦进行锻炼。

运动速度：中等。

运动强度：弱。

运动频率：20～30次/min，2～3min为一个周期。

运动次数：1～2次/天，至少3天/周。

健身方法2：面向健身器械齿状弧形带站立，患侧手臂上举，与器械上部的弧形齿状带最低处接触。类似弹钢琴，从拇指开始，逐渐用手指向上攀爬，直至手指所能触及的最高点，停留片刻。

运动速度：慢。

运动强度：弱。

运动频率：2～3min/次，5～10次。

运动次数：1～2次/天，至少3天/周。

（四）注意事项

（1）锻炼要循序渐进，逐渐加大运动量，切勿操之过急，以免产生剧痛。

（2）锻炼中允许出现轻微疼痛，切勿因此停止锻炼。

（3）每日锻炼1～2次，必须认真坚持。

三、颈椎病

颈椎病是指颈椎间盘退行性改变引起的颈部症状及全身体征，随着年龄的增长而成倍增加。主要由于颈椎长期劳损、骨质增生，或椎间盘脱出、韧带增厚，导致颈椎脊髓、神经根或椎动脉受压，出现一系列功能障碍的临床综合征。

（一）颈椎病的病因

（1）年龄因素：随着年龄的增长会有不同程度的退行性病变。

（2）慢性劳损：如不良的睡姿、枕头的高度不当等。

（3）精神因素：情绪不好常常使颈椎病加重。

（4）疾病因素：如外伤、咽喉部炎症、先天发育异常、代谢因素等。

（二）颈椎病的症状

（1）眩晕：一般持续时间较短，数秒至数分钟即可消失。

（2）头痛：因为椎动脉分支枕动脉供给枕大神经，临床上椎动脉痉挛引起枕大神经缺血而出现枕大神经支配区头痛。

此外，颈椎病还可引起视力模糊、上肢无力、手指发麻、颈肩酸痛、颈部僵硬、活动受限等。

（三）如何使用健身器材

适宜颈椎病患者辅助康复的常用社区健身器材有：摸高器、上肢牵引器、仰卧起坐平台、健骑机、伸背架、腰背按摩器、跑步机等。

上肢牵引器、健骑机、跑步机等参照高血压症的健身方法。仰卧起坐平台参照肩周炎的健身方法。腰背按摩器参照脑卒中的健身方法。

1. 摸高器

器械名称：摸高器。

器械介绍：增强下肢肌肉力量及弹跳力，提高下肢三大关节的灵活性和稳定性。对膝、踝关节酸痛无力有康复作用。

器械结构：由一根立柱及吊在柱子上端的标志物组成。

健身方法：用手触摸标志物。

运动速度：慢或中等。

运动强度：弱。

运动频率：10 次/组，3～5 组。

运动次数：1～2 次/天，至少 3 天/周。

2. 伸背架

器械名称：伸背架，又称伸腰伸背器。

器械介绍：锻炼背部肌肉，增强颈腰部柔韧性。

器械结构：由支柱、一个半弧面和扶栏组成。

健身方法：双手握住器械两边的弧形面，双腿自然伸直，身体依着器材的弧度向后逐渐舒展，停顿 10s，再慢慢起身。

运动速度：慢。

运动强度：弱。

运动频率：3～5 次/组，2～3 组/次。

运动次数：1～2 次/天，至少 3 天/周。

四、腰椎病

腰椎病是腰椎的骨质、椎间盘、韧带、肌肉发生病变，进而压迫、牵引刺激脊髓、脊神经、血管、自主神经，然后出现复杂多样的症状。

（一）腰椎病的病因

（1）腰肌、韧带损伤性腰疼。

（2）腰椎间盘脱出症。

（3）骨、关节代谢紊乱性腰疼。

（4）非脊源性腰疼。

（二）腰椎病的症状

（1）腰痛：大多数患者最先出现的症状，发生率约91%。由于纤维环外层及后纵韧带受到髓核刺激，经窦椎神经而产生下腰部感应疼痛，有时可伴有臀部疼痛。

（2）下肢放射痛：典型的坐骨神经痛是从下腰部向臀部、大腿后方、小腿外侧直到足部的放射痛，在喷嚏和咳嗽等腹压增高的情况下疼痛会加剧。放射痛的肢体多为一侧，仅极少数中央型或中央旁型髓核突出者表现为双下肢症状。

（3）马尾神经症状：向正后方突出的髓核或脱垂、游离椎间盘组织压迫马尾神经，其主要表现为大、小便障碍，会阴和肛周感觉异常。严重者可出现大小便失控及双下肢不完全性瘫痪等症状，临床上少见。

（三）如何使用健身器材

适宜腰椎病患者辅助康复的常用社区健身器材有：上肢牵引器、仰卧起坐平台、健骑机、伸背架、腰背按摩器、蹬力训练器等。

上肢牵引器、健骑机等器材的使用方法参照高血压病的健身方法。仰卧起坐平台的使用方法参照肩周炎的健身方法。腰背按摩器的使用方法参照脑卒中的健身方法。伸背架的使用方法参照颈椎病的健身方法。

蹬力训练器：使用方法参照高血脂的健身方法。

运动速度：中等。

运动强度：中等。

运动频率：10~30个/min，1~3min。

运动次数：1~2次/天，至少3天/周。

（四）注意事项

（1）饮食均衡，蛋白质、维生素含量宜高，脂肪、胆固醇宜低，防止肥胖，戒烟控酒。

（2）工作中注意劳逸结合，姿势正确，不宜久坐、久站，剧烈体力活动前先做准备活动。

（3）卧床休息，宜选用硬板床，保持脊柱生理弯曲。

五、骨质疏松

骨质疏松也叫骨质疏松症，是由许多原因导致的骨代谢机制异常。女性的发病率远高于男性，为 2∶1～6∶1。一般女性从 40 岁开始，男性从 50 岁开始，骨吸收大于骨形成。其发病率在地理分布上虽有不同，但明显与人种有关。该病多见于白种人，其次为黄种人，黑种人较少。寒冷地带因日照较少，发病率也稍高。

（一）骨质疏松的病因

骨质疏松症是一个复杂的病理生理过程，发病原因既有骨组织本身的因素，也有骨组织以外的其他因素。前者包括骨量减少、骨修复不足、骨组织结构紊乱、骨骼的强度下降、骨代谢机制异常等；后者主要包括生物力学方面变化的影响，特别是应力作用、慢性劳损、创伤。发病与生活习惯和质量等也有关，包括吸烟、过量饮酒、脑力劳动、钙摄取不足、维生素 D 缺乏、月经失调和异常、甲状腺功能亢进、糖皮质激素的使用、胃切除术等。

（1）遗传因素初步的研究表明，骨质疏松症可能是多基因疾病，这些基因（例如维生素 D 受体基因）可能参与骨量的获得和骨转换的调控，但有明显的种族差异。迄今未能确认特异基因在本病的发生起关键性作用。

（2）钙是骨质中最基本的矿物质成分，在骨生长期如果有足够的钙摄入量，可促进骨量形成和提供足够的矿物质；如果钙摄入量不足可造成较低的骨峰值。

（3）体力活动与骨峰值的形成有关，活动过少或过度运动均容易导致骨质疏松症。吸烟、酗酒、高蛋白和高盐饮食、饮入大量咖啡、维生素 D 摄入量不足或光照少等均为骨质疏松症的危险因素。

（4）生长激素（GH）的促进合成代谢作用有利于骨钙化与骨形成。GH 可刺激肝内及骨内胰岛素样生长因子（IGF）的生成。成骨细胞上有 GH 和 IGF－1 的受体，IGF－1 促进骨细胞的增生和分化。GH 可影响骨内矿物质的沉积。雄激素（主要是睾酮）除作用于成骨细胞促进骨形成外，还抑制破骨细胞的分化。雄激素缺乏时，由于骨吸收大于骨形成，容易发生骨质疏松。皮质类固醇激素过多（如库欣综合征或长期、大量应用糖皮质激素）可抑制成骨细胞，减少骨形成，诱发骨质疏松症的发生，并容易发生病理性骨折。

（5）除糖皮质激素外，过多的甲状腺激素治疗、抗癫痫药、肝素、化疗药和长期锂治疗等均为骨质疏松症的危险因素。

（二）如何使用健身器材

适宜骨质疏松患者辅助康复的常用社区健身器材有：跑步机、摸高器、太空漫步机、健骑机、扭腰器、压腿器等。使用方法如前述。

第四节　老年呼吸系统疾病患者社区健身器材使用指南

一、气管炎

气管炎是由于感染或非感染因素引起的气管、支气管黏膜炎性变化，黏液分泌增多，因缺乏负离子而使气管黏膜上皮绒毛内呼吸酶的活性降低，影响肺泡的分泌功能及肺的通气和换气功能。临床上以长期咳嗽、咳痰及伴有喘息为主要特征。

（一）气管炎的病因

气管炎多数由于感染风寒或风热而致气喘。

（二）气管炎的症状

（1）咳嗽：其特点是长期反复咳嗽，多在寒冷季节、气温骤变时发生，早、晚咳嗽频繁，白昼减轻。

（2）咳痰：多为白色黏痰或白色泡沫痰，早晚痰多。合并感染时痰量增多，且为黏液脓性痰。

（3）喘息：部分患者会出现支气管痉挛，引起喘息，多在急性期发作。

（三）如何使用健身器材

适宜气管炎患者辅助康复的常用社区健身器材有：摸高器、上肢牵引器、跑步机、臂力训练器、立式转腰器、跷跷板等。摸高器、上肢牵引器、跑步机、臂力训练器、立式转腰器的使用方法参照高血压病等的健身方法。

跷跷板：

器械名称：跷跷板。

器械介绍：属于力量类与有氧类复合器械。

器械结构：由基座及跷板两部分组成。

健身方法：坐于跷板的座位上，各自握住跷板上的固定扶手，双脚置于脚蹬上。一方先用力蹬直双膝，同时屈臂，使身体攀升，另一方屈膝，手臂伸直，坐于最低点。接着另一方接着前者的动作，最后恢复起始状态。

运动速度：中等。

运动强度：中等。

运动频率：3~5min/次，2~5次。

运动次数：1~2次/天，至少3天/周。

二、慢性阻塞性肺疾病

慢性阻塞性肺疾病是一种以持续气流受限为特征的可以预防和治疗的疾病，其气流受限多呈进行性发展，与气道和肺组织对烟草烟雾等有害气体或有害颗粒的慢性炎性反应增强有关。

（一）慢性管阻塞性肺疾病的病因

该病确切的病因尚不十分清楚。目前普遍认为，由于慢性炎症，肺部不同部位的肺泡巨噬细胞、T淋巴细胞和中性粒细胞释放多种炎症介质，破坏了肺的结构。此外，肺部的蛋白酶和抗蛋白酶失衡、氧化与抗氧化失衡、吸烟、大气中的有害颗粒也在慢性阻塞性肺疾病发病中起重要作用。近年有人认为慢性阻塞性肺疾病的发病与肺炎衣原体感染关系密切。

（二）慢性阻塞性肺疾病的病症

（1）慢性咳嗽：通常为首发症状。起初咳嗽呈间歇性，早晨较严重，之后早晚或整日均有咳嗽，但夜间咳嗽并不明显。少数病例咳嗽不伴咳痰，也有部分病例虽有明显气流受限但无咳嗽症状。

（2）咳痰：夜间有阵咳或排痰，一般为白色黏痰或泡沫痰，急性发作期痰量增多，有时有脓性痰。

（3）气短或呼吸困难：慢性阻塞性肺疾病标志性症状，也是大多数病人就医的原因，是引起生活自理能力下降及对疾病产生焦虑心理的主要原因。由于症状逐渐加重，并随着时间的增加而呈持续性，导致日常活动甚至休息时也感觉气短，病人常主诉："呼吸费力""沉重""缺乏空气"或"憋气"。运动及呼吸道感染时症状会加重。

（4）喘息和胸闷：部分患者特别是重度患者常有喘息，胸部紧闷感通常在劳力后发生，与呼吸费力、肋间肌等容性收缩有关。

（5）其他：晚期患者体重下降、食欲减退等。

（三）如何使用健身器材

适宜慢性阻塞性肺疾病患者辅助康复的常用社区健身器材有：太空漫步器、健骑机、蹬力训练器、步行机、跑步机等。使用方法参照高血压病的健身方法。

锻炼时，开始每次坚持 5～10min，每日 4～5 次，逐渐适应后，可延长时间至每次 20～30min，每日 3～5 次。

（四）注意事项

（1）慢性肺部疾病患者最好不要采用以上肢为主的运动方式，因为上肢进行较大强度有氧运动可加重呼吸困难的程度。

（2）锻炼应从短时间训练开始（如 5min），然后逐渐延长时间至轻微程度呼吸困难。每次运动 20～30min 为宜。

三、哮喘

哮喘是由多种细胞参与的气道慢性炎症性疾病，包括气道的炎性细胞、结构细胞和细胞组分。哮喘常在夜间或清晨发作、加剧，多数患者可自行缓解或经治疗后缓解。哮喘发病的危险因素包括宿主因素（遗传因素）和环境因素两个方面。

（一）哮喘的病因

病因尚未十分清楚，哮喘与多基因遗传有关，同时受遗传因素和环境因素双重影响。环境因素中主要包括某些激发因素，如尘螨、花粉、真菌、动物毛屑、二氧化硫、氨气等各种特异性和非特异性吸入物；感染原，如细菌、病毒、原虫、寄生虫等；食物，如鱼、虾、蟹、蛋类、牛奶等；药物，如普萘洛尔、阿司匹林等；气候变化、运动、妊娠等都可能是哮喘的激发因素。

（二）哮喘的症状

为发作性伴有哮鸣音的呼气性呼吸困难或发作性胸闷和咳嗽。对于咳嗽变异性哮喘患者，咳嗽为唯一症状。哮喘症状可在数分钟内发作，经数小时至数天，用支气管舒张药或自行缓解。某些患者在缓解数小时后可再次发作。

（三）如何使用健身器材

适宜哮喘患者辅助康复的常用社区健身器材有：太空漫步器、健骑机、蹬力训练器、步行机、跑步机、太极推手器、划船器等。使用方法参照高血压病的健身方法。

锻炼时，开始每次坚持 10～15min，每日 1 次，逐渐适应后，可延长时间至每次 30～45min，每日 1 次。

（四）注意事项

避免在寒冷、干燥环境锻炼；急性期不可锻炼。

第五节 老年内分泌系统疾病患者社区健身器材使用指南

一、糖尿病

糖尿病是一种常见的老年内分泌系统疾病，包括 1 型糖尿病和 2 型糖尿病。

1 型糖尿病原名胰岛素依赖型糖尿病发生于各年龄层，其中儿童和青少年发病较多。发病比较急剧，体内胰岛素绝对不足，容易发生酮症酸中毒，必须用胰岛素治疗才能获得满意疗效，否则将危及生命。

2 型糖尿病原名叫成人发病型糖尿病，多在 35～40 岁之后发病，占糖尿病患者的 90% 以上。2 型糖尿病患者体内产生胰岛素的能力并非完全丧失，有的患者体内胰岛素甚至产生过多，但胰岛素的作用效果较差，因此患者体内的胰岛素相对缺乏，可以通过某些口服药物刺激体内胰岛素的分泌。但到后期仍有一些病人需要使用胰岛素治疗。

（一）糖尿病的病因

1 型糖尿病仅占糖尿病发病的 5% 左右，发病原因一般为自身免疫缺陷和遗传因素。2 型糖尿病发病原因主要为遗传、环境、年龄和生活方式等因素，其中生活方式方面要尤为注意。2 型糖尿病的主要生活方式诱因有肥胖、体力活动过少和应激。应激包括紧张、劳累、精神刺激、外伤、手术、分娩、其他重大疾病及使用升高血糖的激素等。

（二）糖尿病的症状

1. 1 型糖尿病症状

口渴、多饮、多尿、多食、乏力、消瘦、体重急剧下降等症状十分明显，有的患者首发就有酮症酸中毒。最终都将使用胰岛素治疗，所以 1 型糖尿病又称为胰岛素依赖型糖尿病。

1型糖尿病的治疗最重要的是要控制血糖水平，使之保持在 3.9 ~ 6.1mmol/L，以有效地阻止和改善糖尿病相关的并发症。运动是控制糖尿病的重要手段，早期有报道称，运动和胰岛素对糖尿病患者的血糖调节有协同作用，数周连续运动可使糖尿病患者每日加倍摄取糖类食物，而每日胰岛素治疗量不增加甚至减少。

2. 2型糖尿病的症状

2型糖尿病中的一部分病人以胰岛素抵抗为主，病人多肥胖，因胰岛素抵抗，胰岛素敏感性下降，血中胰岛素增高以补偿胰岛素抵抗，但相对病人的高血糖而言，胰岛素分泌相对不足。此类病人早期症状不明显，仅有轻度乏力、口渴，常在明确诊断之前就可发生大血管和微血管并发症。饮食治疗和口服降糖药的效果较好。另一部分病人以胰岛素分泌缺陷为主，临床上需要补充外源性胰岛素。

（三）如何使用健身器材

适宜糖尿病患者辅助康复的常用社区健身器材有：摸高器、太空漫步机、蹬力训练器、跑步器、立式转腰器、太极揉推器、伸腰伸背器、伸背架、上肢牵引器、臂力训练器、划船器等。使用方法参照高血压病等的健身方法。

锻炼至少隔天1次，3~4次/周。随着对健身运动的适应性提高，患者应增加健身频率，最好每天在午餐和晚餐后1小时开始中低强度的有氧运动，持续 20 ~ 30min。

（四）注意事项

注意运动时低血糖、高血糖、酮症酸中毒等并发症的发生。

二、单纯性肥胖

肥胖是指脂肪在体内过多堆积的现象。判断肥胖的标准有很多，简单而又较为合理的判定标准是采用体脂百分数，肥胖分为单纯性肥胖和病理性肥胖两种。病理性肥胖又分为内分泌肥胖、下丘脑肥胖、遗传性肥胖和药物性肥胖等。病理性肥胖在肥胖群体中只占有总人数的10%左右，而且病理性肥胖在根除相应疾患后，肥胖会自然消退。在肥胖群体中占多数的是单纯性肥胖，单纯性肥胖的确切原因尚不明确，有多种阐释单纯性肥胖产生机制的学说，主要包括高胰岛素学说、脂肪细胞增殖学说、嗜食学说、运动不足学说、褐色脂肪细胞功能不全学说等。总之，单纯性肥胖的原因是多方面的、综合性的，但根本的原因是热量在体内的蓄积超过了消耗。

（一）单纯性肥胖的病因

单纯性肥胖的产生归根结底是因为机体内热平衡的紊乱。依据热力学第一定律，能量既不会凭空产生，也不会凭空消失，只能够从一种能量转变为另一种能量。摄入量等于消耗量时，即热能处于平衡状态时，体质量基本保持不变；当热能摄入量大于消耗量时，即热能处于正平衡状态时，多余的热量转变为脂肪贮存于脂肪组织，机体的体脂百分数增加，体质量增加；而若热能摄入量小于消耗量时，即热量处于负平衡状态时，机体会消耗贮存的热量维持生命活动，体脂减少，体质量便会减轻。因此，要减肥就必须遵循机体的热能消耗量大于热能摄入量的原则。

（二）运动防治基础

人体的能量消耗主要有 3 个方面。

（1）维持基础代谢所需的能量，即维持呼吸、循环、排泄、腺体分泌、神经传导等生命活动所需的能量。

（2）食物的特殊动力作用，即进食后机体向外散热比进食前增加的热量。

（3）机体活动，尤其是体力活动是人体热能消耗的主要因素，激烈运动时机体的能量消耗可比安静时提高 10～20 倍，因此，就能量消耗而言，运动减肥对所有的人都是有效的，尤其是有氧运动。能量的消耗不足是多数单纯性肥胖者的患病原因所在，有氧运动可以增加能量的消耗减少体内脂肪的积蓄，抑制脂肪细胞的积累，减少脂肪细胞的体积，并且降低了摄食效率，减少脂肪的沉积。同时，长时间有氧运动使血浆胰岛素水平下降，胰高血糖素、儿茶酚胺和肾上腺素分泌增加，促使脂肪水解过程的限速酶活性增加，加速脂肪的水解，促进脂肪的分解。因此，有氧运动能够有效地控制脂肪的合成和加速脂肪的供能，从而减少脂肪的合成，促进脂肪的消耗。

（三）如何使用健身器材

适宜单纯性肥胖的常用社区健身器材有：跑步机、划船器、伸背架、太空漫步机、四联康复器、下腰训练器、伸腰伸背器、扭腰器等。

跑步机、划船器、伸背架、太空漫步机、下腰训练器、伸腰伸背器、扭腰器的使用方法参照高血压病等的健身方法。

四联康复器：

器械名称：四联康复器。

器械介绍：具备扭腰、伸背、大转轮等多种功能，对身体有疾病的人有辅助康复作用。

器械结构：由扶手、转轮、踏板及卧板等组成。

健身方法：

（1）坐好后手抓住扶手左右交替旋转。

（2）手握扶手、背靠卧板做收腹运动。

（3）手抓把手翻身回转。

（4）坐好，脚踩踏板，做蹬车姿势。

第二章 老年人养生及辅助康复治疗的运动方案及注意事项

时下，喜欢体育运动的老年人越来越多。人体进入老年阶段后，随着年龄增加，各种身体功能开始下降，体育活动可以延缓人体衰老，提高人们的生活质量。老年人参加体育活动对身体功能、心理状态和社会行为均能产生良好影响。同时，体育锻炼对老年人心脏病、高血压、血脂异常、骨质疏松、2 型糖尿病、肥胖等慢性病均有明显的防治效果。但值得注意的是，对于人体衰老这件事，体育锻炼是不能阻止的。

尽管大多数人参加的运动项目强度较小，但不正确的锻炼方法仍可导致许多疾病，特别是软组织损伤。因为老年期软组织退化较快，且损伤后不易恢复，所以老年人参加体育锻炼，除选择较小负荷的项目以外，还应量力而行、持之以恒，同时老年人锻炼身体还要遵循一定的要点和方法。

第一节 老年人运动的特点及注意事项

一、老年运动的低活动量

尽管运动有这样那样的作用与好处，但也不是动得越多越好，更不是活动量越大越好。实际上，由于老年人特殊的生理状况，往往不能适应剧烈运动。德国传染病学家米勒博士指出，一个生物用完它所有的能量后，就会死亡。如一只鼩鼱一生仅 2～4 年，但在这短暂的一生中所消耗的能量按体重计算，相当于一只鹦鹉、乌龟或鳄鱼一生即 50～100 年所消耗的能量。可见，运动过度，能量消耗越多，寿命会越短。而且肌肉工作过多会削弱机体的免疫功能，得传染病和癌症的概率就会大大增加。老年人如果追求高负荷的运动量，每天大汗淋漓，体能消耗过度，往往容易造成身体伤害。

现代研究认为，运动过度使细胞产生大量的超氧化物，可以损害免疫功能。经常运动过度可使人体长期处于紧张状态，使机体处于持续应激状态，可引起内分泌功能紊乱，进而影响免疫功能。米勒博士指出：运动不宜过度，并不意味着不能进行适度的体育锻炼，特别是 40 岁以前的年轻人，他们的免疫功能是正常的，40 岁以后的中年人免疫功能逐年下降，应提倡低度运动，即每星期从运动中消耗 8372kJ 左右的热量即可。一个人一天内爬 200 级楼梯，他的心血管系统就能得到足够的锻炼，可以防止心肌梗死和脑溢血。老年人从事运动的效果虽要比年轻人小得多，但只要适量地投入，并通过适量负荷的运动，机体的生理功能和组织状态都能得到明显的改善。因此，任何老年人，甚至是患病的老人，只要坚持适量的锻炼，对健康和长寿都是有益的。有资料报道，长期参加低运动量活动的人，比不参加任何运动或偶尔进行剧烈运动的人，死亡率可降低 2.5 倍，罹心脑血管病、糖尿病、癌症、早发性痴呆（精神分裂症）的发病率可降低 35% 左右。

那么究竟哪些运动属于低量运动呢？运动医学家说，家务劳动、侍弄花木、提笼遛鸟、散步慢跑、打太极拳等活动，都属于低强度运动，其健身效果并不比那些大强度、挥汗如雨的剧烈运动逊色。所有的低运动量的项目都可以随时随地地进行，可以集体活动，也可以单独活动，可以静悄悄地活动，也可以在音乐伴奏中活动，如散步、慢跑、跳交谊舞、大众健美操等。需要提醒的是，低能运动的心率应控制在 100～130 次/min 之间。

散步、慢跑是一种全身运动。它不仅使下肢肌肉能得到锻炼，而且在行走时摆动的上肢，可增进肩部和胸廓的活动，同时腰肌也得到了伸展，并能使全身的血液循环加速，外周血管扩张，缓解血管痉挛状态，使血压下降，还能改善肺的呼吸功能，促进消化吸收，增强胆固醇代谢，防止动脉硬化的发生。

太极拳是锻炼身体、增强体质的一种低强度运动。它的动作细腻、变化多样、柔和缓慢、连贯圆润，如能持之以恒进行锻炼，便能提高人体的高密度脂蛋白水平。这种脂蛋白具有颗粒小、密度高、可自行进出动脉壁的特点，能清除沉积在血管壁上引起动脉硬化的低密度脂蛋白，使动脉壁免遭袭击，因而被认为是心血管的"保护神"。

目前在国外流行的体适能运动，也是一种低量运动。所谓"体适能"，是指身体的适应能力。人体心、肺、血管、肌肉等组织器官，如果任其功能逐渐衰退，日久天长就会丧失适应能力，甚至引发疾病。而体适能运动，正是为了提高人体的适应能力，使人摆脱疾病的侵扰，以充沛的体力和信心迎接工作的挑战和享受休闲的乐趣。与健康有关的体适能由以下五种要素构成，即心肺耐力适能、肌肉适能、肌耐力适能、柔软性适能和适当的体脂肪百分比。凡所有为达到这五种适能的活动，皆可称作"体适能运动"。具体而言，心肺耐力适能是指心、肺、血管、血液以致整个循环系统都能发挥功能将氧气有效地输送到身体各部；肌肉适能是指人体的每一肌群都能得到适度和均衡的发展；肌耐力适能则是指肌肉在外在阻力下反复收缩或维持固定姿势的持久能力；柔软性适能是指人体关节活动的最大范围，即身体扭转、回旋、弯腰、屈伸、伸展，并保持该姿势的能力；适当的体脂肪百分比是指人体所含脂肪的比例，它较之体重更能客观反映一个人的健康水平。

欲达到体适能的目标，需要从根本上改善习以为常的静态生活形式并投身到体适能活动中去。这种运动与我们所熟知的"运动"含义有所不同。首先，体适能运动无需复杂的技巧动作，大多简单易行。其次，体适能运动不分性别和老幼，均可按照本人体质的实际需要来进行。它的另一个特点是，体适能运动不讲竞争，重在参与，随意自然。

体适能运动所需时间短、设备简单、容易安排，运动者不会受到不安全或体力不支的困扰。体适能运动具有多方面的效果，它除带给人们运动后的舒畅和满足感外，还可增强体质、美化形体、除去疾病。有研究表明，体适能运动对心理健康也有帮助。对任何一名体适能运动者而言，持之以恒皆显得至关重要。

二、老年运动的动静结合

老年运动，特别是上了年纪的老人在运动中更应该是一种"静中求动"。一般来说，老年人不能适应较为剧烈的运动，因为它会加速体内器官的磨损和生理功能的失调，反而缩短生命的进程，所以说老年人应该崇尚静中求动、动静结合。老人遇事要分轻重缓急，有的事可适当让别人代劳，自己只要检查指导即可，不必事无巨细，亲自操劳。

如果年龄已过70岁，则社交也应减少，即使见客，形式也当简化，包括礼仪可以从简，不必"往赴筵宴，周旋揖让""老年人着衣戴帽，适体而已，非为客也，热即脱，冷即着"。尤其是庆贺吊唁之类的社会交际，老人易受过于兴奋或忧伤的刺激，应少参加或不参加。但并不要求老人饱食终日，无所事事，淡漠安处，而应当于"静中求动"。《老老恒言》中说："心不可无所用，非必如槁木死灰，方为养生之道。"不同于一般的"动"，其动在体力方面要"轻"，在脑力方面要"专"，并且要随其喜好，不必勉强。在体力活动方面，老人可以做一些力所能及的事，如清扫庭院、散步以及其他社会活动。即使高寿之人，也应根据平生喜好，选定一项或几项有利于健康的活动。老人可以养花，也可以养鱼，既活动身体，又可"观鱼之乐，即乐鱼之乐，既足怡情，兼堪清目"。另外还可以养鸟，古人主张最好养鹤，所谓："鹤，野鸟也，性却闲静，园囿宽阔之所，即可畜，去来饮啄，任其自如，对之可使躁气顿蠲。"

脑力活动方面，首推书画，练练书法，画画山水花鸟，可使老人心逸而脑聪。也可以浏览一些书籍，所谓"学不因老而废，流览书册，正可借以遣闲，则终日盘桓，不离书室"。另外，琴棋可活动肢体，且"棋遣闲""琴能养性"，有利于益智健脑。

老人"静中求动"既符合社会教育的要求，又符合养生教育的要求，老人可以为社会干一些力所能及的事，并且也解除了自己的孤寂、郁闷，有益于身心健康。

三、老年运动的明确目的

运动是一个广义的概念。它包含相当广泛的内容，而对于老年人，运动一般带有明显的目的性，即强身健体。必须针对老年人的体质状况，选择恰当的运动方式和内容，以改善老年人的体质，提高老年人的健康水平。

（一）辨病择练

研究发现，健身活动对不同疾病的防治和康复，其作用大小不一。老年人一般都有这样或那样的疾病，因而在运动项目的选择上就必须注意疾病的特点，将运动与防病、治病协调起来。

例如，锻炼对第三期高血压病的防治效果不明显，但对第二期高血压病的防治效果则稍好。这种疾病的患者可以选择那些轻松平缓的健身项目，如打太极拳等。

而糖尿病患者若把健身活动与药物治疗、饮食调养相配合，防治效果可以显著提高。选择散步、有氧体操、跳舞等项目较为适宜。

老年性骨质疏松症的发生与体质有密切的关系。人体的骨密度在青少年后期和成年前期达到最高值，若此期达不到较高水平，以后则难以达到。对于老年人防止骨质疏松，应越早越好。因此，青壮年时期的锻炼显得尤为重要。壮年时要选择以力量和速度为主的健身项目，如田径、篮球、排球、足球、举重、武术等。而进入老年，骨质疏松已形成者则应选择日光浴、慢走等运动项目。

运动对轻度肥胖的改善是非常明显的，而对中、重度肥胖的影响则较小。要减肥，必须进行长期的中、低强度的体育活动才能取得较好的效果。单纯的减肥药物、低热量的饮食及减少食物摄入量虽能在短时间内减轻一些体重，但不能维持体重，容易反弹。患者可以进行长距离慢跑、医疗体操、限制性台阶运动等。

对于癌症，运动本身不能医治此病，但是经常性的体育锻炼能够提高人的自信心，提高机体的免疫力。良好的体能和心态是人体战胜病患的前提条件。临床医学已证实，体育锻炼能使结肠癌发病率降低 $1.2 \sim 1.6$ 倍。

（二）怡情运动

所谓怡情运动，是指运动着眼于改善老人的精神情绪，寓健身运动于快乐之中。很多专家认为，运动本身就可以改善老年人的心境，对调节老年人的情绪具有明显的心理效应。1993 年，美国曾有人调查了两种活动方法对医治严重抑郁症住院患者的效果。一种活动方法是散步或慢跑，另一种是踢足球、打排球、练习体操等结合放松练习。第一种活动每天练习 30min，每星期 3 次，共 8 星期。第二种活动每次练习 40min，每星期 2 次，共 8 星期，并在每星期的第 3 天进行放松练习。结果显示，第一组患者在抑郁感觉和躯体症状方面显著减轻，并报告自尊心增强，身体状态明显好转；而第二组患者未报告有任何生理或心理变化。一些研究报告认为，有氧运动或不强烈的身体活动，有助于轻、中度抑郁症的治疗。目前，尽管怡情运动治疗一些心理疾病的机理尚不完全清楚，但它作为一种心理治疗手段，在国外已经开始流行起来。

对于运动的怡情作用，专家们认为至少表现在以下几方面。首先，运动可以促进积极的心境，转移注意力，如加强神经传导、内啡肽的释放等机制，促进人的良好情绪状态的产生。其次，运动还可以改善抑郁、焦虑、紧张等消极情绪，并改善睡眠。另外，老年人最怕孤独，参加运动会把自己融入集体之中，增加了社会交往，使老年人的精神振奋，情绪开朗。再者，运动可以促进智力发展，提高自信，完善人格，使老年人形成积极进取、乐观向上的生活态度和坚韧、顽强的意志品质，以及增强承受挫折的能力。研究表明，运动的参加者更乐观，更富有活力，更具竞争意识，更加追求完美。而这类心态对老年人的长寿健康是极为有利的。

此外，为了达到怡情的目的，在运动项目的选择上，要注意选择老年人有兴趣的运动项目，使健身运动能真正持久地坚持下去，切不可选择增加老年人体力负担或心理负担的运动形式。老年人的活动不能坚持的根本原因，一般不是时间不够或体力不济，绝大多数是因为对某种运动失去信心或产生了厌倦情绪。

四、老年运动的原则

对老年人来说，要怎样去运动才称得上是"科学的锻炼"呢？在运动过程中要注意哪些要点和方法呢？简而言之，一是要有效，二是要安全。在锻炼的具体实践中，老年人运动一定要遵守以下五个方面的原则。

（一）循序渐进

即使是一位身体健康的老年人，在他刚刚开始参加锻炼的时候，也要有 7～10 天的试探阶段，看看自己的身体是否适应所选择的锻炼项目以及运动量的大小。

刚开始锻炼，可以从散步开始。尤其是那些年龄偏大、体力一般、平时又不大锻炼的老年人以选择散步、快走较为适宜。快步走能增强体力、改善心肺功能，既安全又容易掌握运动量。

无论是散步还是采用其他的锻炼方式，运动量一定要从小到大逐渐增加，因为人的机体对运动量有个逐渐适应的过程。再则，要增强体质也不是一投身运动就会立竿见影的，还有一个不断积累的过程。

中国有句古话："欲速则不达。"凡事要按事物发展的规律来进行，锻炼身体也一样。只有循序渐进，才会有益健康。反之，盲目运动，不仅会导致疲劳，还容易造成外伤，不但不能增强体质，还会有损健康，几经挫折，原先的锻炼热情也难以保持下去了。

（二）全面发展

不同年龄的人锻炼身体的目的不尽相同。老年人参加体育活动的目的是增强体质、延缓衰老，也有的人是希望用"体育疗法"来治疗疾病，也有的人把参加体育运动看作是一种文化生活，既愉悦了身心，又接触了大自然。

据调查，在老年人参加体育锻炼的诸多动机中，"希望通过锻炼身体达到增强体质"的动机排在首位。鉴于此，建议每位老年人最好能选择两项锻炼项目。例如，选择一项室内的，再选择一项室外的，不论下雨下雪都可以坚持锻炼；选择一项增强体能的，如游泳或慢跑，再选择一项室内的如乒乓球或健身操（舞）。这样，既可以增强心肺功能，提高耐力，又能够改善身体的灵敏性、协调性和平衡能力。锻炼身体比较忌讳的是只锻炼局部，不注重锻炼全身，就像有的年轻人为了体形"健美"，只注重练躯干、练四肢的"肌肉块"，而不太重视增强心肺功能的锻炼。对老年人来说，形体是次要的，实实在在的增强体质才是至关重要的。

（三）区别对待

由于老年人的体质状况、健康水平互不相同。因此，他们参加体育运动一定要根据自己的年龄、体质及健康状况、爱好、经济收入等各方面的情况来选择锻炼的项目，合理安排运动的内容、锻炼时间和运动量。只有这样，锻炼才会既有效又安全。

锻炼身体不要一味去参照他人、模仿他人。尤其是体质较差或体质一般的老年人，最好选择相对平稳的运动项目。对有慢性病的老年人来说，最好能经常得到有关专家的指导。锻炼身体，运动量大小的掌握，也和其他的很多事物一样，贵在适宜。运动量小，锻炼的作用不大，只能起到娱乐或调节身心的作用；运动量过大，则有可能酿成慢性疲劳。

（四）经常锻炼

体育锻炼增强人体的体质有一个积累的过程，只有坚持不懈，持之以恒地参加体育运动，其效果才能体现出来。如果中止锻炼，时间一长，"用进废退"，原先积累的效果就会退化，甚至消失。因此，锻炼身体一定要经常，把体育锻炼列为日常生活的一个组成部分。

每个人都难免会有生病的时候，天气也有下雨、下雪，不能外出锻炼的时候。那么，1个星期要锻炼几天才不至于影响到锻炼的效果呢？为了强身健体，最好是除了生病的日子每天都去锻炼。如果锻炼的目的主要是增强心肺功能，每周要锻炼3次以上，每次锻炼的时间也要在30min以上，在每次运动的过程中，也要让心率达到（170－年龄）次/min。只有这样日积月累，才能取得比较明显的锻炼效果。如果老年人选择的方式是跑步或游泳，也可以隔日锻炼1次，如果是太极拳、太极剑、健美操、散步、乒乓球、羽毛球，那每周最好能锻炼5次以上。

"养身要耐心，健身要有恒心，强身要有决心"。为了能够长期坚持锻炼，在选择锻炼项目的时候，最好能选择自己比较感兴趣的运动项目。有一些项目在体育馆内进行，进去锻炼要花钱，所以也要在自己的经济能力能够承受的范围内。只有这样，才能把锻炼长期坚持下去。

（五）安全可靠

任何事都有两面性，体育运动也不例外。参加体育运动一定要注意安全，如果在运动中忽略了这个问题，就有可能受伤。

老年人的运动器官都有程度不等的退行性变化，譬如肌肉开始萎缩，韧带弹性降低，骨骼中有机物所占比例减少，关节活动受损到不同程度的限制，再加上身体的协调性、平衡能力也不如年轻人，因此老年人在进行体育锻炼的时候，动作要有节奏，动作的节奏宜轻缓，要避免身体骤然前倾、后仰、低头、弯腰等动作，从而避免加重心脏负担，影响血液的重新分配，也不至于使大脑缺氧发生晕厥，也避免身体失去平衡，跌倒受伤。此外，锻炼时不要使某一个肢体的负担过重，譬如打羽毛球、打网球的握拍手，局部负担过重，易致肌肉、韧带受伤。关于运动性伤病以及运动中猝死的预防，关键是锻炼者要有预防的意识。有了预防运动性伤病的意识，又有了这方面的常识，在锻炼过程中多向专家咨询、请教，就可以在最大程度上减少甚至避免运动性伤病，包括意外事故。

五、老年人运动处方的制订

出生率下降，加上人类寿命增加，人口老化问题越显突出，我国已步入老龄化社会。老年人（定义为 65 岁以上及 50～64 岁有明显临床疾病或存在影响到运动、健康生理限制的人）表现出多种年龄范围的不同生理能力。

不论健康状况如何，大多数老年人都能够通过进行合适的运动，改善自己的身体及心理健康，所以运动健体不分老少。研究表明，运动锻炼可以延缓年龄所带来的运动能力的减弱；优化年龄老化造成的身体成分的变化；促进心理的健全；控制慢性病及并发症的发展；减少躯体残疾的风险和延长寿命。

由于需要将衰老的因素考虑在内，所以为老年人进行健康检查及制订运动处方时或需要做出轻微修改，有别于青少年及中年病人，确保安全、有效。

根据 ACSM 风险分层法建议，所有生活模式属静态或极少运动的老年人，若打算开始实行一个剧烈的运动计划，需要在事前进行周密的健康评估。此外，在分析运动测试结果时亦须多加注意，原因如下：

（1）正常衰老过程会令运动测试所得的数据出现生理转变。

（2）个人衰老的速度不同，同龄人士对同一个运动刺激都可能表现不同的生理状况及反应。

（3）因去条件反应、年龄引起的衰老及疾病所造成的变化，是很难区分的。

（4）制订运动处方时应保持警觉，注意老年人有无患上显性或隐性疾病。运动测试前，各项变数因正常衰老过程而可能出现的生理改变见表 2-1。

表 2-1　机体变数因正常衰老过程而可能出现的生理改变

变　　数	生理转变	变　　数	生理转变
静止时，心率	（不变）	肌肉力量	↓（减少）
最大，心率	↓（减少）	骨量	↓（减少）
最大心输出量	↓（减少）	柔韧性	↓（减少）
安静及运动时的血压	↑（增加）	去脂体重	↓（减少）
最大摄氧量	↓（减少）	％体脂	↑（增加）
余气量	↑（增加）	葡萄糖耐量	↓（减少）

变　　数	生理转变	变　　数	生理转变
肺活量	↓（减少）	恢复时间	↑（增加）
反应时间	↑（增加）	——	——

注：改编自 Barry A. Franklin, Mitchell H. Whaley & Edward T. Howley, etal （2000）. American College of Sports Medicin's Guidelines for exercise testing and prescription, 6th ed. Baltimore：Lippincott Williams & Wilkins.

（一）运动处方制订前运动测试

大多数老年人在中等强度运动锻炼之前没必要进行运动测试，对于运动锻炼时具有各种中度风险的老年人来说，应当在开始大强度运动前做全面的医学检查及运动试验。老年人运动测试可能在测试方案、方法和负荷量有所不同。

目前，还没有一个针对适合老年人的运动测试终止标准。与年轻人相比，在年龄较大的人群中，日益增长的心血管、代谢和运动系统的问题常导致运动测试提前终止。此外，许多老年人在做最大强度运动测试时，最大心率可能会超过预期值。

（二）运动处方方案

与年轻人相比，老年人普遍存在功能能力低下、肌力不足以及体能低下等状况。一个运动处方应该包括心肺耐力、抗组训练和柔韧性。如果一个人常常容易摔倒或行走不便，还应当做些特殊运动，以提高健康体适能要素之外的能力，如平衡能力、灵活性和本体感觉能力（如闭眼单足站立试验）。

根据美国疾病控制和预防中心及美国运动医学院的建议，为老年人制订运动处方时，可考虑四种运动，包括有氧运动、抗组训练、平衡运动及柔韧性训练（表2-2）。

表2-2　老年人运动处方方案

运动模式	有氧运动	抗组训练	平衡运动	柔韧性训练
目的	改善心肺功能 改善体力	强化骨骼及肌肉 缓解关节炎	降低跌倒及骨折风险 增加稳定性	改善柔韧度及身体姿势

运动模式	有氧运动	抗组训练	平衡运动	柔韧性训练
活动内容	步行（适合大部分老年人）游泳及踏健身单车（适合不太能承受负重运动的老年人）踏单车球类活动跳舞远足	以主要肌群举起或推动重物日常家务劳动	太极脚趾抵住另一脚踝步行单足站慢慢地上下楼梯用脚尖或脚跟站立	太极伸展主要肌肉群瑜伽
运动强度	中等剧烈程度	中等剧烈程度	低等至中等剧烈程度	低等至中等剧烈程度
运动时间	每天 20～60min	做 1～3 组运动，主要肌群 8～12 次（50～60 岁适用）或 10～15 次（心脏病人或 60 岁以上健全人士适用，并配合较低的相对阻力），维持 20～30min	每天 15～30min	每天对 6～10 个主要肌群进行 30s 一次共 4 次的持续伸展
运动频率	每周 3～7 天	每周 2～3 天	每周 1～7 天	每周 1～7 天
运动进度	增加运动所需时间比增加强度更安全，最好根据耐力及喜好，以较低的强度与进度开始	增加负重量	增加难度，如由开始时需单（双）手扶着桌椅，到后来无需桌椅辅助	增加关节活动范围时以不产生疼痛为宜
特别考虑	确保环境安全 饮用充足水分，以防脱水 进行活动前后要分别进行热身及整理运动 体格良好者，可注重有氧运动训练；体质较弱者，可多锻炼肌力、平衡力及柔韧度 为体质较弱的老年人选择运动模式时，应考虑其机能，选择哪些不会产生不适的活动幅度			

运动模式	有氧运动	抗组训练	平衡运动	柔韧性训练
特别考虑	患有慢性疾病的老年人应获得周密的健康评估，并根据其合并症接受特别建议			

注：①锻炼肌力的主要肌群：肩部肌肉、上臂肌肉、背部及腰背部肌肉、腹部肌肉、臀部肌肉、大腿肌肉、小腿肌肉、足部肌肉
②锻炼柔韧度的主要肌群：颈部肌肉、肩部肌肉、上臂肌肉、腕部肌肉、臀部肌肉、小腿肌肉、足部肌肉

（三）辅导老年人运动锻炼提示

在老年人进行体能活动时，运动专业人士扮演着非常重要的角色。运动专业人士能够制订个性化的运动处方，运动处方方案应该针对病者的目标、忧虑、合并症等问题，并因不适症状出现而做出相应调节。

此外，老年人也有一些常见的运动障碍，制订运动处方时应一并考虑，而针对他们的忧虑做出相应辅导，有助于增加他们做运动的接受程度及动力（表2-3）。

表2-3 老年人克服运动障碍的一些建议

	障碍	建议方法
个人障碍	害怕受伤	运动对不同年龄组别的人士都是安全的，不运动比做运动更有损健康。学习并采取基本的安全措施，如穿着合适、进行热身及整理运动。选择风险低的活动 开始时动作要慢
	退休	将退休视为开展更有活力人生的机会，多花时间与儿孙玩乐、带狗散步。学习感兴趣的运动，如太极、游泳 将体能活动融入日常生活中
	对做运动没信心	选择不大需要技术的运动。通过多加鼓励以巩固做运动的信心 慢慢开始，循序渐进
	低收入/没有收入	找出社区中既便宜又方便的资源（社区教育活动、公园及康乐计划、工作场所计划等） 将体能活动融入日常生活中
	平衡力差	在做运动时利用辅助器保持姿势正确

	障碍	建议方法
个人障碍	认知能力差	进行简单的运动 将体能活动融入日常生活中
	社交影响	邀请朋友或家人与你一同做运动，计划社交活动时亦可加入运动元素 加入太极班等运动小组，多结交活跃健康人士
环境障碍	天气反常	选择可以定期进行而不受天气影响的运动，如室内单车、室内游泳、体操、跳绳及逛商场等 当天气良好时，可考虑其他受天气影响的活动（如远足、户外游泳等）作为额外运动
	没有资源	将体能活动融入日常生活中 选择需要最少设备或工具的活动，如步行、慢跑、跳绳及体操 参加日常护理

第二节　运动处方的基本原理

一、运动处方主要内容

（一）锻炼内容

锻炼内容即锻炼时应采用的手段和方法。为提高全身耐力，以选择有氧运动为主；肢体康复功能的锻炼，可采用抗阻练习、柔韧性练习、医疗体操和功能练习、水中运动等；偏瘫、截瘫和脑瘫患者需要使用间接神经发育原则采用的治疗方法，并且常常需要采用肢体伤残代偿功能训练、生物反馈训练等。

（二）锻炼目标

制订运动处方之前，首先应当明确锻炼目标，或称为近期目标。

以心肺耐力为主的锻炼目标，可以提高心肺功能，也可以达到减肥和降血脂的目的，除此之外，还能起到一定的防治冠心病、高血压、糖尿病的功效。对于力量和柔韧性为主的运动处方的锻炼目标，应当具体到进行锻炼的部位，如加大某关节的活动幅度、增强某肌群的力量等。力量为主的运动处方中需要确定增强何种力量以及采用何种力量训练方法等，如动力性力量还是静力性力量训练，向心运动还是离心运动。

（三）运动量

运动量的大小，取决于多种因素，综合起来有以下几方面：

（1）运动强度。在有氧运动中，运动强度取决于走或跑的速度、蹬车的功率、爬山时的坡度等。在力量和柔韧性练习中，运动强度取决于给予助力或阻力的负荷重量。

（2）重复次数、完成组数及间隔时间。力量为主和柔韧性为主的运动处方中，应规定每个练习需重复的次数（次/组）、一共完成几组以及次与次、组与组之间间隔的时间。

（3）持续时间。在以耐力为主的运动处方中，主要采取持续训练法，应该规定有氧运动持续的时间，对于以力量和柔韧性为主的运动处方中，则需要规定完成每个动作所需要的时间。

（4）运动频率。指每周锻炼的次数。每周锻炼的频率与锻炼的目标有着一定的关系，也与运动强度、受试者的健康状况等有关。

二、运动处方制订考虑的要点

开具运动处方时应考虑的六个要点分别为：效果、便利程度、安全程度、个性化原则、享受程度及定期评估。

（1）效果。运动处方的效果应从以下几方面衡量：①健身者对改变自己行为习惯的动力；②个人动力的可持续性；③以不同种类的运动改善体适能的各个范畴。

（2）便利程度。寻求社区健身路径的支持和合适的健身中心，以及得到健身者家属对运动处方的支持。

（3）安全程度（健康检查及风险分层）。安全程度检查的目的是找出拥有潜在运动风险，并需要在开始运动计划前接受更多临床评估及运动测试的健身者；找出有特殊需要的个别病人。

（4）个性化原则。运动处方制订者在为健身者制订运动处方时，应与健身者紧密合作，确保运动处方可行，并可达成目标。

运动处方应切合健身者的以下情况而制订：①健康状况（包括所患疾病、性别、年龄、风险因素组合、功能障碍等）；②性格特征（包括准备改变的阶段、过往运动习惯、社交支持等）；③健康需要；④个人目标；⑤运动喜好。

（5）享受程序。选择健身者认为有兴趣参与的运动，或已掌握的运动项目，有助健身者遵照运动处方实行，使他们的运动的动力得以持续。

在运动计划中加入不同种类的运动，不但可以令运动计划更有趣，更可减少因重复进行同一种运动而令肌肉骨骼受压，并使更多肌群得以活动。

选择适合运动的时间段，避免进食后不久或气温太高时进行运动。

时间安排要合理，并安排休息时间。

（6）定期评估。个人对运动的反应可通过以下方法评估：①心率及血压；②主观运动强度评分表；③心电图（如适用）；④在分阶段运动测试中直接测试或估计所得出的最大摄氧量；⑤肌力、柔韧度及平衡力。

利用进度表来记录运动锻炼效果。

三、运动处方制订信息系统设计

知识库的运动处方信息系统是一个综合性的信息系统，涉及医学、心理学、训练学、教育学、统计学、计算机技术和网络技术等多学科领域。运动处方信息系统涉及国家、WHO、体育领域制定的参考标准，同时借助于先进的检测仪器，规范化的量表对采集的数据进行评估，建立数据库系统，体现运动处方信息系统的个性化。运动处方信息系统在开发时要做到规范性、实用性、技术先进性、教育普及性、数据采集多样性、简洁易用性、运动处方个性化、保密性、可靠性、易扩充性及构架灵活性，同时具备数据处理模式多样性、运动处方的导出功能、运动处方实施前后效果的自动生成对比分析功能。

（一）运动处方电子化信息系统开发的目的

我国运动处方的发展只有近三十年的历史，且多数是借鉴欧美国家及日本的研究成果，同时我国运动处方的信息化系统管理研究还处于初期阶段，对于运动处方的应用并没有大量应用于实践中。

欧美国家的运动处方软件的评定标准不符合亚洲人群的指标。具备运动处方制定的专业资质人员数量相对较少，全民健身的推广，健身人群数量的剧增，少数专业人员制订个性化的运动处方不能满足现实的需要。运动处方的电子化和信息化将在全民健身中对日益增多、低龄化慢性病的预防和治疗发挥一定的作用。

（二）系统模块功能

依据运动处方制订流程，通过阅读国内外运动处方书籍、互联网查找、沿用经典的调查问卷和运动处方的相关的专家交流广泛收集资料，并对收集来的资料进行研究。通过健身者个人基本档案信息管理、问卷调查信息管理、健康体适能测试信息管理、运动试验信息管理、临床检测信息及健康评估管理、运动处方制订导出管理、运动处方注意事项与健康教育信息管理及权限管理等模块为一体的运动处方信息系统。

（1）个人基本档案信息管理。实现对健身者资料的增、删、改及查询功能。

（2）健身者的基本信息资料管理。实现对健身者基本信息进行录入。

（3）健康体适能测试资料管理。实现对健康体适能资料的查看、删除及数据的统计功能。体适能评估是通过专门的仪器测试，对健身者的健康体适能的心肺耐力、肌肉力量和耐力、柔韧性、身体成分多个指标进行测试，然后录入到健康体适能测试资料管理模块内，为运动处方的制订提供资料。

（4）问卷调查信息管理。对健身者的行为习惯、生活习惯、运动习惯、饮食习惯，以及家族、既往病史等的问卷调查，记录个人的健康问卷信息资料模块，进行管理，进行健康评估。

（5）临床测试信息资料的管理。实现对健身者临床体检资料的查看、对比操作及数据的统计功能。临床检测与评估通过专门的体检公司和/或正规的医院检测中心，对健身者的生理、生化的指标（心率、血压、心电、肺功、血脂、血糖、血流变、全血分析等）进行检测，将测试结果录入或导入临床测试信息资料管理模块。录入健身者的测试信息资料的管理模块，为运动处方的制订提供资料。

（6）运动试验信息管理。实现对健身者运动机能进行检查与评估。

（7）数据库管理。实现数据的备份和恢复功能。

（8）运动处方制订导出管理。可以实现个性化运动处方导出。

（9）权限管理。可以进行查询、增减和修改及权限操作。

健身者通过自己的账号查询个人的基本信息、健康体适能的状况、临床的生理生化指标和运动处方方案，以及相应的健康教育内容等。

管理者可以通过对健身者的多项指标进行运动处方的导出和运动处方的微调等权限操作。

第三节　老年人常见病辅助康复运动方案

一、适宜糖尿病患者的运动方案

糖尿病是由于胰岛素分泌减少或胰岛素功能降低引起的，以空腹血糖水平升高（如高血糖）为特征的一组代谢性疾病。持续提高的血糖水平使患者有不同程度的微血管疾病及神经系统危险（末梢神经和自主神经）。基于病因，糖尿病有4种分型：1型、2型、娃振期糖尿病和其他特殊原因的糖尿病（如遗传缺陷和药物所导致），然而绝大多数是2型糖尿病人（占糖尿病总人数的90%），1型糖尿病人占总人数的5%～10%。

血糖受损是患糖尿病和动脉粥样硬化性心血管疾病（CVD）的一个危险因素。适宜糖尿病患者的运动方案见表2-4。

表2-4　适宜糖尿病病人的运动方案

	1型糖尿病	2型糖尿病	
基本作用	作为以下治疗之辅助疗法： 药物治疗 饮食治疗 长期代谢控制 预防微血管并发症	改善对血糖的控制 保持/降低体重及降低脑血管疾病的风险	
运动模式	有氧运动	有氧运动	抗阻训练
运动强度	低/中等	中等	中等
运动所需时间	每天20~60min	每周150min（中等）要取得更大效果，则需时更长	3组（每组8~10次）由全身主要肌群参与的运动，负重量以不能举起超过8~10次为合适
运动次数	每周4~6天	每周3天	每周3天
特别考虑	若血糖大于300mg/dL或大于240mg/dL而尿中有酮体，则应延迟运动。 （1）若服用胰岛素或口服降糖剂，则应于运动前、运动期间及运动后测量血糖水平 （2）测试及训练前，调节碳水化合物或胰岛素的摄取量；若血糖量小于80~100mg/dL，则应进食碳水化合物，运动前之最佳血糖水平应为120~180mg/dL （3）晚上进行运动锻炼，会增加夜间血糖量低的风险 （4）由于病人发生损伤后恢复能力受损，进行运动时必须小心，以减少下肢受伤的机会 （5）穿着合适的鞋子，注意足部卫生 （6）受体阻滞剂能降低心脏负荷，预防心绞痛 （7）补充足够水分极为重要 （8）运动时应佩戴糖尿病人识别证 （9）自主神经病变可能与无症状（隐性）的局部缺血、直立性低血压和/或迟缓的心率反应有关，而患有自主神经病变的病人在过热的环境中进行运动可加剧出现中暑的风险（热感觉减弱） （10）患有特定并发症的病人在运动时（如视网膜病变及周边神经病变），应多加注意		

（一）运动处方制订前运动测试

为糖尿病患者制订处方运动前，需了解病人的病史，并应进行全面医学检查和评估，特别是对心血管、神经系统、肾脏和视觉系统进行检查，以确定是否有糖尿病并发症，以达到以下目标：找出病人进行运动时的风险；查验是否存在大型血管及微血管并发症，这些并发症是否会因实施运动计划而恶化。在开具运动处方前，若评估显示以下其中一项情况存在，则应先向专科医生查询有关情况后进行分级运动测试。

（1）年龄大于 40 岁。

（2）年龄大于 30 岁而同时患有 1 或 2 型糖尿病超过 10 年；或高血压；或吸烟；或血脂异常；或增生性/增生前期视网膜病变；或肾病，包括微量蛋白尿症。

（3）出现以下任何情况的人士：①已知或怀疑患有冠状动脉疾病、脑血管病和/或周边血管疾病；②自主神经病变；③严重的肾病，伴随肾衰竭。

当开始低至中度的运动项目（如加快心率和呼吸的身体活动时）时，无临床 CVD 症状和低危险（未来 10 年发生心脏疾病的危险小于 10%）的糖尿病人不必做运动测试。有运动心电图异常的患者或是由于患者健康状态差、外周动脉疾病、肢体残障和神经疾病等原因不能进行递增运动负荷试验时，应该接受核素负荷试验或者负荷超声心动图检查。

（二）运动处方方案

2 型糖尿病人规律运动的作用包括提高糖耐量、提高胰岛素敏感性、降低糖化血红蛋白值、降低胰岛素需要量。1 型、2 型糖尿病人运动的额外作用包括改善 CVD 的危险因素（血脂、血压、体重和功能能力）和身心状态。参加有规律的运动也可以防止高危人群（如糖尿病前期）发展成 2 型糖尿病。

推荐给普通成人的运动处方适合于糖尿病人群。但是，1 型、2 型糖尿病病人参加运动的目的有所不同。例如，1 型糖尿病病人参加运动的主要目标是促进心血管健康/体适能。2 型糖尿病病人参加运动的主要目标是健康地控制体重和改善血糖清除速率。应根据他们患有的多种不同疾病和状态制订适宜的运动处方。

糖尿病人应进行持续性运动，较理想的做法是每天于同一特定时段内，累积进行较长时间的运动，但不应独自进行运动。由于不同类型的糖尿病存在的运动风险各有不同，所以针对各型糖尿病的运动处方方案也迥异，见表 2-5 和表 2-6。

表2-5　糖尿病视网膜病变的活动限制

糖尿病视网膜病变的情况	建议活动	不鼓励进行的运动	重新评估眼部病情的时间
没有糖尿病视网膜病变	视病情而定	视病情而定	12个月
轻度非增生性糖尿病视网膜病变	视病情而定	视病情而定	6～12个月
中度非增生性糖尿病视网膜病变	视病情而定	令血压飙升的活动，如力量举重、Valsalva手法	4～6个月
严重非增生性糖尿病视网膜病变	视病情而定	增加收缩压的活动、Valsalva手法及主动的撞击式运动，如拳击及高竞技性的体育活动	2～4个月
增生性糖尿病视网膜病变	低撞击力及可调节心血管的运动，如游泳、步行、低撞击力有氧运动、踏单车机、耐力锻炼等	剧烈运动、Valsalva手法、撞击式及冲撞式运动，如举重、高撞击力有氧运动、球类运动及剧烈运动	1～2个月

注：改编自 American Diabetes Association.（January 2004）. Physical Activity/Exercise and Diabetes. Diabetes Care；Volume 27，Supplement 1.

表2-6　对患有周边神经病变的糖尿病人之运动建议

不适宜的运动	建议运动
跑步机 长期跑步 慢步跑 踏步运动	游泳 踏单车 划艇手部运动 其他非负重运动

注：改编自 American Diabetes Association.（January 2004）. Physical Activity/Exercise and Diabetes. Diabetes Care；Volume 27，Supplement 1.

二、适宜高血压病患者的运动处方

高血压病是最常见的心血管疾病之一，属于全身性慢性疾病。高血压病是指由于动脉血管硬化血管运动中枢调节异常所造成的动脉血压持续性增高的一种疾病，又称原发性高血压。继发性高血压是由于其他疾病引起的血压升高，不包括在此范围内。定义为动脉收缩压或/和舒张压分别达到或超过140mmHg及90mmHg，或需要服用降压药，或被医生及其他健康专业人士至少两次告知血压升高的情况。高血压会导致CVD的危险增加、脑卒中、心脏衰竭、周围动脉疾病和慢性肾脏疾病。血压低至115mmHg/75mmHg时，与正常人相比具有更高的发生缺血性心脏疾病和脑卒中的危险。SBP每增加20mmHg，DBP每增加10mmHg，CVD的危险就会加倍。90%的高血压病例病因不明（如原发性高血压）。在另外的5%～10%的案例中，高血压继发于多种已知疾病，包括慢性肾脏疾病、主动脉狭窄等。

高血压病可并发心肌、脑、肾等主要脏器血管的损害，病死率和病残率都很高。长期处于精神紧张状态、体力活动过少、嗜烟等对高血压病发生和发展有促进作用。家族中有高血压患者，其后代高血压发病率明显增高。

推荐改变生活方式的内容包括采用适宜的饮食、停止高血压饮食、参加可以减轻体重的习惯性体力活动。有许多有效的药物用于高血压治疗。大部分病人可能需要至少两种药物才能达到目标血压的水平。

（一）运动处方制订前运动测试

在测试前，根据高血压患者的血压水平、其他CVD危险因素、目标器官的损伤情况或临床CVD，将高血压患者分为3个危险分层。根据患者所在危险分层的不同，推荐的运动测试有所区别：

（1）高血压患者在进行运动测试前应先进行医学评估。评估的内容根据运动强度和个体测试的临床状态而不同。

（2）计划进行较大强度运动的高血压患者应该进行医务监督和个体测试的临床状态而不同。

（3）无临床症状、危险分层为A组和B组的患者（血压小于180mmHg/110mmHg）想要参加低强度或较低强度到中等强度运动时，除了常规医疗评估，可能不需要进行症状限制性GXT。

（4）危险分层为C组的患者在参加中等强度运动之前，应进行运动测试，但参加低强度或较低强度活动时则不需要。

（5）尽管进行正式的评估，但是大部分高血压患者可以进行中等强度的有氧运动。

（6）安静SBP大于200mmHg和/或DBP大于110mmHg是运动测试的禁忌症。

（7）如果运动测试是为了非诊断性的目的，患者可以在推荐的时间段服用药物。当测试是出于诊断性目的时，在医生许可的条件下，患者应该在测试前停药。

（8）服用自受体阻滞剂的患者会有运动心率反应变弱和最大运动能力减弱的反应。服用利尿剂的患者会出现低血钾、心率紊乱，或潜在的假阳性测试结果。

（9）运动测试时，如果出现 SBP 大于 250mmHg 和/或 DBP 大于 115mmHg 时，应终止测试。

（二）运动处方方案

运动不足/静态的生活方式是高血压主要成因之一。有氧运动可以使高血压患者安静血压降低 7～10mmHg。运动锻炼还可降低次极量强度运动中的血压。有氧运动是应该强调运动类型，但中等强度的抗阻训练也可以获得同等效果。柔韧性训练应该放在全面热身后和放松阶段进行。

鉴于高血压是相当复杂的心血管综合征，可同时出现脂代谢、糖代谢紊乱等多种情况，可造成心、脑、肾等众多器官损害，因此在制订高血压患者运动处方时不仅要考虑高血压严重程度，还必须全面综合各器官损害程度、年龄因素等进行具体分析，因人而异、循序渐进，逐渐加大运动量，并以能耐受为度。只有采取个性化原则，才能达到有益健康的目的。适宜高血压患者的运动方案见表 2-7。

表 2-7　适宜高血压病人的运动方案

基本作用	降低血压
运动模式	有氧运动（主要）辅以抗阻训练（形式为低阻力而多重复性的运动）
运动强度	中等强度的有氧运动锻炼，以 60%～80% 1-RM 强度进行抗阻训练。有研究指出，低强度运动比高强度运动更能有效地降低血压
运动时间	每天 30～60min 持续性或间歇性的有氧运动。抗阻训练应该至少有 1 组，每组重复 8～12 次
运动频率	一周内可以每天进行有氧运动，每周进行 2～3 次的抗阻训练
特别考虑	结合运动及药物疗法上应避免使用受体阻滞剂，因它能使心率减慢；若必须使用受体阻滞剂，则应用选择性受体阻滞剂、血管紧张素转化激抑制剂（Angiotensin-Converting Enzyme Inhibitors, ACEI）、钙通道阻滞剂，以使受体阻滞剂引起最少的不良作用。后两者及血管扩张剂或会造成运动后血压过低，预防方法是在运动后进行充分整理运动；进行锻炼肌力运动时避免使用 Valsalva 手法。 　若静止时收缩压大于 200mmHg 或舒张压大于 110mmHg，则不应进行运动

三、适宜慢性阻塞性肺病患者的运动处方

肺部疾病会导致明显的呼吸困难或呼吸短促费力。由于呼吸困难，造成肺部疾病患者体力活动受限和身体素质低下。这种结果必然导致肺部疾病患者呼吸困难、加重和身体功能的进一步下降。除非这种恶性循环被打断，否则肺部疾病患者最终将成为功能严重损害的残疾人。已经证明，运动可以有效地打断这一恶性循环，并且防止功能损害和残疾的发生。运动的改善作用主要是因为肌肉骨髓和心血管系统的适应，反过来减小了运动中呼吸系统的压力。但对于慢性阻塞性肺病（COPD）患者通过运动并不能逆转其病程。

肺部功能异常主要由慢性气管炎、肺气肿、哮喘和囊性化引起。慢性气管炎、肺气肿、哮喘和囊性纤维化又被统称为慢性阻塞性肺病。但也有把哮喘不列入慢性阻塞性肺病的行列的（COPD又被定义为永久性的肺通气量减少，而哮喘是可逆性的气道阻塞）。轻度COPD和得到良好控制的哮喘病人可以按照健康人群推荐的运动测试和运动处方指南进行运动。然而哮喘病人，特别是运动性哮喘病人，应当特别注意避免环境诱发因素，如寒冷、干燥、粉尘或/和可吸入污染物、化学物质。肺病的急性期应限制运动，直至症状缓解。

慢性肺病的分类：

（1）COPD。永久性的肺通气量减少。

慢性支气管炎：大量黏液性痰和慢性咳嗽。

肺气肿：肺泡壁破坏。

囊性纤维化：外分泌腺的遗传病，常分泌非常黏稠的黏液，阻塞消化道和肺。

（2）哮喘。气管痉挛和炎症造成的可逆性气道阻塞。

（一）运动处方制订前运动测试

生理功能的评价应该包括心血管功能、肺功能和动脉血气分析和/或直接或间接测试血氧饱和度。COPD最主要的肺功能指标是FEV1，即第1s最大呼气量。通过GXT测试，可以获得心血管功能、肺功能、代谢量和输出功率等相关信息。根据测试结果将COPD分为4个等级（表2-8）。

表 2-8 COPD 分为 4 个等级

等级	引发呼吸困难的原因	FEV1（% pred）	VO_{2max}/（mL·kg/min）	VE_{max}/（L/min）	血气分析
1	快速行走、楼梯等	>60	>25	不受限制	PCO_2 和 SaO_2 正常
2	正常行走	<60	<25	>50	PCO_2 正常，SaO_2 在休息和运动中均超过 90%
3	慢速行走	<40	<15	<50	PCO_2 正常，SaO_2 在运动中低于 90%
4	快速行走	<40	<7	<30	PCO_2 升高，SaO_2 在休息和运动中均低于 90%

注：COPD（参照对象年龄为 40 岁）的特征就是呼气能力逐渐下降，以及由于呼吸道逐渐狭窄，产生喘息的声音。这类患者的工作能力下降，且容易产生心理问题，如焦虑、抑郁等（引自体适能理论与评定方法）。

根据功能受限和早期呼吸困难的诱发点对传统测试方案进行修正（延伸阶段、小幅增加运动量、延缓进展过程）而进行。例如，病人患严重 COPD 时，递增试验方案中每 2min 一级替代原来的 3min 一级，而且仅调整速度而不增加坡度。

根据患者的测试原因和临床表现来决定是否用次极量强度测试，但是应注意肺病患者运动中的通气阈的变化，因为基于年龄最大心率预测的最大摄氧量峰值并不十分准确。最近，用 6min 步行测试来评价严重肺病患者的运动能力是十分普遍的方法。

当血氧饱度下降时，应终止运动测试。

运动测试典型方式是步行或功率车记功器。步行测试可能更适合严重患者，他们的肌肉力量不足，不能克服逐渐增加功率车的阻力。如果用手摇记功器，会发现上肢的有氧运动加重呼吸困难，从而限制运动强度和运动量。

（二）运动处方方案

为肺病患者推荐的运动处方建议与健康人群运动处方中的一般原则相同。肺病患者运动处方被分为两类患病人群：得到良好控制的哮喘或轻度 COPD 患者及中重度 COPD 患者。

（1）得到良好控制的哮喘或轻度 COPD 患者增强心血管适能的运动处方推荐：

运动频率：每周至少 3 ~ 5 次。

运动强度：肺病患者的最佳运动强度仍有争议。

运动时间：每天 20 ~ 60min 的持续运动或间歇体力活动。

运动类型：强烈推荐步行，因为步行是日常活动中最频繁出现的体力活动。固定的功率车也是一种交替的训练方法。另外，运动处方中也应该包括一些抗阻训练和柔韧性训练。

（2）中重度 COPD 患者增强心血管适能的运动处方推荐：

运动频率：每周至少 3 ~ 5 次。

运动强度：重度 COPD 患者的运动能力受限于通气量，建议运动强度在功率峰值的 60% ~ 80%。运动强度取决于 GXT 引起的呼吸困难的分级，在 0 ~ 10分范围内，一般可耐受在 3（中度呼吸困难）~ 5 分（重度呼吸困难）之间设计的运动强度。

运动时间：在运动的起始阶段，中重度 COPD 患者在某一强度只能持续几分钟。间歇运动可以用于训练初期，直到患者能耐受更大运动强度和运动量。

运动类型：步行和功率车。另外，也应该包括一些抗阻训练和柔韧性训练。

四、适宜心血管疾病患者的运动处方（以冠状动脉粥样硬化为主）

（一）动脉粥样硬化性心血管疾病的表现

（1）急性冠状动脉综合征（ACS），冠状动脉疾病（CAD）的表现，如心绞痛、心肌梗塞或猝死。

（2）心血管疾病（CVD）、动脉粥样硬化心脑动脉疾病（如脑卒中）和外周血管疾病（如外周动脉疾病）。

（3）冠状动脉疾病（CAD），心脏动脉的粥样硬化性疾病。

（4）心肌缺血，冠状动脉血流不足，进而出现供氧不足，常常出现心绞痛。

（5）心肌梗塞，心脏肌肉组织死亡。冠状动脉粥样硬化性心脏病是指心脏的供血动脉——冠状动脉发生粥样硬化，使血管腔狭窄或阻塞，导致心肌缺血、缺氧引起的心脏病。它和冠状动脉功能性改变（痉挛）一起，统称冠状动脉粥样硬化性心脏病，简称冠心病，亦称缺血性心脏病。

（二）冠心病患者运动方案

对适应此程序的患者应先做症状限制性运动试验，确定最高安全心率（PHR）和心脏功能容量（METs），结合临床检测开出运动处方，它包括运动方式、方法、强度和时间等。

1. 住院病人康复计划概述

为发生心血管事件或经历冠状动脉疾病、心血管置换或心肌梗塞的住院病人提供一个包括早期评估和动员、CVD 危险因子筛查和教育、病人准备进行运动锻炼的水平评估和全面的出院后计划。

在住院病人进行正式的运动锻炼之前，应由具备评估和诊断心音和呼吸音、检查外周血管搏动、肌肉力量和柔韧性的必要技能和能力的卫生服务人员对病人进行评估。运动锻炼的开始和实施过程都要依靠最初评估的发现和风险水平的变化来确定，因此住院病人应在急性心血管事件后尽早进行危险分层。住院和门诊心脏康复患者的适应症和禁忌症，同时还应以医生和康复小组的临床判断为依据，考虑例外的情况。对于住院病人理想运动量的安排取决于病史、临床状态和症状。主管疲劳感觉分级（RPE）也提供了一个实用的控制心率和测定运动强度的辅助手段。总的来说，住院病人的运动项目的终止标准类似于或略保守于低水平运动测试的终止标准。

2. 心血管住院病人的运动处方

推荐给心血管住院病人的运动处方，包括运动频率、强度、时间和运动方式的基本框架及实施进展，在一个完整的运动处方中应贯穿运动锻炼的目标。CVD 患者运动项目的组成与完全健康的人或低危人群的运动处方基本相同。

（1）频率。早期动员阶段：住院的第 1～3 天，2～4 次/天。后期动员阶段：从住院第 4 天开始，2 次/天且逐渐增加运动持续时间。

（2）强度。推荐强度时，谨慎考虑下述运动强度的上限：无症状时尽量坚持。

在 6～20 数字范围内描述的 RPE≤13。

心肌梗塞和/或充血性心力衰竭（CHF）：HR 小于等于 120 次/min 或以 HR_{rest} 超过 20 次/min 为上限。

术后以 HR_{rest} 超过 30 次/min 为上限。

（3）时间（持续时间）。开始时在能耐受的范围内进行间歇运动，每组持续 3～5min。间歇期病人根据自己的情况选择慢走（或完全休息，根据患者的判断），且休息时间短于每段运动的持续时间。尝试以 2：1 的运动/休息时间比进行。

（4）实施进展。当运动持续时间达 10～15min 时，逐渐增加强度至能够忍受的程度。

3. 门诊病人的运动康复概述

对于心血管疾病患者出院后可以尽快开始康复计划。大多数患者出院后 1～2 周内就可以开始执行有医务监督的运动项目。在运动处方开始实施的时候，需要进行如下的评估：

（1）内科疾病或外科手术史，包括最近发生的心血管事件、并存疾病和其他有关的内科疾病史。

（2）体检，重点检查心肺和肌肉骨髓系统。

（3）回顾最近的心血管测试和过程，包括 12 导联心电图、冠状动脉造影、超声心动图、符合测试（运动或影像研究）、血管重建和植入起搏器/植入式除颤器。

（4）目前服用的药物，包括剂量、服用方法和频率。

（5）CVD 危险因素。

门诊心脏病人康复目标有以下几方面：

（1）推动并帮助患者实施一个安全、有效、有调理的运动和日常体力活动的计划。

（2）提供适当的医务监督和管理，以探测临床情况的恶化，并提供连续的医务监督数据，以有利于健康管理者加强医疗管理。

（3）使病人返回工作岗位和休闲活动，或根据患者的临床情况调整。

（4）为患者及其家属提供教育咨询，以便在积极的生活方式管理和心脏保护药物的作用中最大化二级预防（如危险因素矫正）的效果。

（5）尽管对心脏病患者来说，运动训练是安全有效的，但所有的患者都应该对运动训练中发生心血管事件的危险进行分层。常规运动前，运动危险因素评估应该在每一个康复阶段进行。

（6）考虑应用由无线或有线检测设备、应用除颤电极的快速筛查监测设备，或周期型节律带组成的 ECG 检测。

（7）血压。

（8）体重。

（9）心率。

（10）与运动之间没有必然联系，临床状态改变的症状或证据（如安静时的呼吸困难、头晕/眩晕、心悸或心律不齐及胸痛）。

（11）有不能耐受运动的症状和证据。

（12）规律服药。

4. 门诊心脏患者运动处方

用于普通健康的成年人群或用于那些在运动训练中心脏意外发生危险性低的人群的运动处方可能适用于许多低到中危险心脏病患者。

为改进心脏病病人的运动处方而考虑的关键变量包括：安全因素，包括不能按运动指导进行运动所引发的安全因素，包括临床状态、危险分层、运动能力、出现缺血/心绞痛的阈值和认知/心理损害。相关因素，包括职业和非职业要求、肌肉骨髓的限制、患病前的运动水平和个人的健康/体适能目标。

（1）频率。运动频率应该包括每周大多数的日子里均参加运动，如 4 天或 7 天/周。对运动能力很有限的患者来说，可规定每日进行多次较短时间（10min）的运动。应该鼓励患者独立完成一些运动训练。

（2）强度。可以用如下的一个或多个方法来制订运动强度：①6～20 数字范围内描述的 RPE 在 11～16 之间。②当获得最大强度运动测试数据时，用储备 HR（HRR）或储备摄氧量百分比或% VO_{2max} 技术来确定最大运动能力的40%～80%。③如果已知患者的缺血阈值，则制订的运动强度所对应的 HR 应低于该缺血阈值。运动诱发并在休息时或服用硝酸甘油后缓解的典型心绞痛的出现，是存在心肌缺血的有力证据。

患者在特定时间服用处方药物可以优化运动处方的效果。不过在医生的允许下，根据运动测试的结果（如在临床状况改变时进行诊断），可以停止药物治疗。尽管如此，服用自受体阻滞剂的个体对运动的 HR 反应可能较弱，而且最大运动能力也可能增高或降低。对在运动测试后或在康复过程中日受体阻滞剂服用的剂量改变的患者来说，进行新的递增负荷运动测试可能是有好处的。

（3）时间（持续时间）。5～10min 的准备和整理活动包括静力性牵拉、一定范围内的运动和低强度（小于40% VO_2R）有氧活动，应该分别成为每次运动和每个运动阶段前后的组成部分。有氧运动阶段的目标时间一般是 20～60min/次。在心血管事件后，许多患者以 5～10min/次开始，每次增加 1～5min 的有氧运动的时间，或每次增加的时间为每周10%～20%。不过，目前尚没有固定的标准规定每次运动时间增加的幅度。因此，应该根据患者的耐力对运动过程进行个性化设计。处于这些原因而需考虑的因素包括开始时的体适能水平、患者的动机和目的、症状和运动系统的限制。根据患者的能力，每次运动应该包括连续的或间歇的运动。

对于心功能容量在 6METs 以下及有心功能障碍者，一般应在康复医疗机构进行医学监护下康复。心脏功能容量大于 7METs 者，AMI、心绞痛、心电图不正常以及冠状动脉搭桥术后患者，多数在康复中心进行。而中年以后希望通过锻炼预防冠心病者，大多在健身房或家庭中进行。

（4）运动方式。运动方式以有氧训练为主，包括步行、骑车、爬山、游泳、打门球、打乒乓球和羽毛球等。有节律的舞蹈、中国传统的拳操等也是合适的运动方式。

心脏病患者的抗阻训练，发展肌肉力量和耐力是心脏病患者的运动处方推荐的一个重要部分。

心脏病患者进行抗阻训练的目的有：①提高肌肉力量和耐力；②增强自信心；③增强进行日常生活活动的能力；④保持自立；⑤降低在日常活动中肌肉活动时的心脏负荷（如降低心率-血压乘积）；⑥预防或减轻其他疾病或症状发生，如骨质疏松、2 型糖尿病和肥胖发生；⑦减缓年龄和疾病相关的肌肉力量和质量下降。

对于心脏病患者参加抗阻训练的标准：①有医务监督的低危到中危患者，甚至是高危患者；②需要力量进行工作或娱乐活动，特别是需要上肢力量的患者；③心肌梗塞或心脏手术后至少进行 5 周运动，其中有 4 周参加有医务监督的心脏康复耐力训练计划（如果可以承受，可以提前开始关节活动范围内的活动和很轻的 0.5～1.5kg 的抗阻训练，是否参加抗阻训练应该由康复小组来决定，并在适当的时候得到医疗主管和外科医生的许可）；④介入治疗后至少进行 2～3 周运动，其中有 2 周参加有医务监督的心脏康复耐力训练计划，如果可以承受，可以提前开始关节活动范围内的活动和很轻抗阻训练（是否参加抗阻训练应该由康复小组来决定，并在适当的时候得到医疗主管和外科医生的许可）；⑤没有证据证明存在充血性心力衰竭（CHF）、未控制的心律失常严重的瓣膜疾病、未控制的高血压和不稳定的症状。

对于心脏病患者的抗阻训练指导原则：①仪器选择上可以采用弹性带、低负重物体，也可以选择一些简单的器械。②抗阻训练技巧：缓慢地举起或放下重物，控制动作直到充分伸展；保持规律的呼吸方式；避免紧张；避免憋气、紧抓而引起过度的血压反应；将 Brog 6～Brog 20 描述主观疲劳感觉（RPE）控制在 11～13（"轻松"或"有点累"之间，可以作为运动中的主观指导；如果出现眩晕、心律失常、不正常的气短或心绞痛的症状和体征则终止运动）。③心脏病患者的抗阻训练强度：初始负荷应该允许 12～15 次重复次数，而且能轻松地举起（上肢 30%～40% 最大负荷；下肢为 50%～60% 最大负荷）。当患者可以轻松地举起 12～15 次时，增加 5% 负荷量；低危患者可以逐渐增加到 60%～80% 最大负荷，重复 8～12 次；注意血压升高的副作用，避免憋气或不规律的呼吸节奏；主观疲劳感觉控制在 11～13 之间；应对每个大肌肉群训练 2～4 次（即胸部、肩部、手臂、腹部、背部、臀部和四肢）；训练中先练大肌肉群再练小肌肉群。④频率：2～3 天/周，对同一组肌肉群分开进行总共至少间隔 48h 的训练。所有要训练的肌肉群应该在一次训练中进行训练，或每个部位被分为多个特定的肌肉群，每次训练只能训练一部分肌群。⑤抗阻训练实施进展：在患者能够适应初始运动计划时，应逐渐增加强度。运动量是指运动时消耗的能量，是运动锻炼效果的关键指标。

第三章 老年期常见的心理与精神问题的康复护理

随着社会的进步与发展，寿命的延长，人口老龄化已成为世界各国面临的社会问题。我国 60 岁以上的老年人有一亿多，这标志着我国已进入老龄化。老年期是实现人生价值的最后时期，在这时期更容易患多种心理和精神问题，因此，做好老年人的心理和精神问题的康复护理，使老年人身心愉快地安度晚年也成为当今老年康复护理的重要内容之一。

老年人随着年龄增长会出现一系列复杂的退行性变化，导致全身各系统的功能逐渐下降，伴随生理功能的减退会有很多不良的心理和精神问题产生，直接影响了老年人对自身健康的信心和生活质量水平的感受。精神关爱有利于老年人的身心健康，关注老年人的心理健康，采取有效措施，认真开展好针对性的精神关爱活动，不断改善和优化老年人的生活环境，帮助老年人排除不良心理，引导和培养他们健康的价值取向。

第一节 老年人常见的心理问题及康复护理

进入老年期，特别是离、退休之后，社会角色发生改变，同时受到社会、家庭及经济等方面的影响，老年人会出现不同的心理活动改变。老年人的心理与其生理、社会角色改变密切相关，提高老年人的心理健康水平，使老年人在身心愉快的状况下安度晚年，对于老年人能有一个健康的身体具有重要的意义。

一、老年人的心理特点

（一）老年人的记忆特点

记忆是人脑对经验的反应，人们对感知、体验或操作过的事物的印象经过加工保存在大脑，并在需要时提取出来。记忆是一种复杂的心理活动过程，包括识记、保持和再现 3 个环节。记忆的总趋势是随着年龄的增长而下降，但下降的速度并不是很快，一般 40 岁以后有一个明显的衰退阶段，然后维持在一个相对稳定的水平，直到 70 岁以后又出现一个较为明显的衰退阶段。影响老年人记忆的因素，除了年龄，还有健康状况、主动学习状况、用脑锻炼状况、记忆训练、精神状态、人际交往状况等。

1. 老年人记忆的生理性老化

老年人记忆减退个体间有较大差异，老年人记忆一般呈现以下特点。

（1）逻辑识记尚好，机械识记有所衰退。识记通常指反复地去感知某一事物，以便在头脑中形成巩固联系的过程。有研究指出，老年人对自己不理解的材料或无意义联系的材料识记成绩不如年轻人，数字记忆力比推理记忆力减退要大。

（2）在限定时间内的速度记忆衰退。由于老年人神经的生理反应减慢导致老年人记忆和动作反应迟钝，使其自由记忆速度效果好于限定短时间内完成某项识记的速度。

（3）初级记忆较次级记忆为好。初级记忆是人们对于刚刚看过或听过的，当时还在脑子里留有印象的事物的记忆；老年人的初级记忆轻度下降。次级记忆是对于已经看过或听过了一段时间的事物，经过复述或其他方式加工编码，由短时储存转入长时储存，进入记忆仓库，需要时加以提取，这类记忆保持时间长；老年人次级记忆能力减弱。

2. 老年人记忆的病理性变化

记忆的病理性老化由疾病引起，属于异常的老化，它往往是某些疾病常见的和较早出现的临床症状。例如，脑肿瘤和脑血管疾病等，常表现出明显的记忆障碍；抑郁症患者表现出对新信息的学习和记忆能力有所减退，对悲伤的信息记忆敏感性增加，可以作为诊断的主要依据之一。但是，记忆的生理性老化和病理性老化有时难以区分，尤其在疾病早期更难鉴别。

3. 延缓老年人记忆减退的策略

记忆的正常老化是可以延缓和逆转的，根据老年人记忆的特点，扬长避短，选择适宜的节奏，采取相应的措施进行学习，可以增进记忆力。如针对短时记忆比较困难的特点，学习可使大脑保持积极的状态，从而使大脑皮层的神经联系得到兴奋和强化，有利于记忆力的增强。根据对过去记忆好的特点，记忆时与过去记忆过的事物加以联系或比较，可便于记忆。老年人要主动学习和采取适合于自己的训练方法，树立信心，会有助于保持和促进其记忆力。对于疾病所致记忆减退，应对疾病早期发现、早期治疗，延缓记忆力的减退或尽可能地恢复记忆力。

（二）老年人的智力特点

智力是综合的心理特征，包括观察力、注意力、记忆力、理解力、判断力、计算力、想象力、推理和概括能力等，集中表现在反映客观事物深刻、正确、完整的程度和应用知识解决实际问题的速度和质量上。人的智力从中年期开始，随着年龄增长而衰退，并且和健康状况、营养状况，以及是否经常多方面科学用脑有关。

1. 老年人智力的生理性老化

卡特尔把智力分为液态智力和晶态智力两大类，老年人液态智力有所下降，晶态智力反而提高。液态智力和神经生理的结构和功能有关，它与个体通过遗传获得的学习和解决问题的能力有联系。液态智力指人们获得新观念，洞察复杂关系的能力，如与图形、物体、空间关系的感知、记忆等形象思维能力有关的智力。晶态智力指人们与语言、文字、观念、逻辑推理等抽象思维能力有关的智力。老年人随着年龄的增加，阅历、经验和知识日益丰富，从而综合分析、推理判断更娴熟，这些都极大地帮助老年人保持和提高晶态智力水平。健康成年人晶态智力不会随增龄而减退，有的甚至还会提高，直到70岁以后才出现缓慢减退。

2. 智力的病理性老化

如果未到60岁的人的智力突然明显下降，就意味着智力的病理性改变。临床上最常见的是痴呆症，应引起重视，及早就医，查明原因，尽快治疗。

3. 老年人智力的可塑性

随着增龄，老年人的知识和经验不断积累，理解、推理能力不断提高，其智力结构的发展具有多维性和多向性特点，如果采取适当的干预措施，科学用脑，坚持从事智力活动，加强和保持同社会的沟通，适当进行认知能力训练，调整自己的情感、自信心、意志力、兴趣等与智力有关的非智力因素，可延缓智力减退。

（三）老年人的思维特点

思维是人脑对现实事物的一般特性和规律性的概括的和间接的反应，是人的一种复杂的心理活动。概括性和间接性是人的思维过程的重要特征。人类通过思维认识事物的本质和内部联系，是高级的理性的认识过程，主要包括类比、概括、推理和问题解决方面的能力。

1. 思维的生理性老化

老年人身体机能老化较早，但思维能力的衰老退化较晚，特别是与自己熟悉的专业有关的思维能力在年老时仍能保持。老年人思维的特点一般是：①灵活性、创造性和逻辑性下降，但分析、判断、推理能力保持较好；②形象思维与动作思维衰退明显，而抽象思维降低不大；③在思考问题时，容易求同却难得求异。

2. 老年人思维弱化及障碍的几种表现

（1）思维迟钝。对有些事情联想困难，反应迟钝，语言迟缓；有些老年人不愿学习，不愿思考问题，导致语汇贫乏，语言不流畅。

（2）思维奔逸。如对青年时期的事情联想快速，说话漫无边际，滔滔不绝。

（3）强制性思维。不自主地偶发毫无意义的联想，或者反复出现难以排除的思维联想。

（4）逻辑障碍。主要表现为推理及概念的紊乱，思维过程复杂，内容缺乏逻辑联系。

老年人思维能力存在个体差异，有些高龄老人思维仍很清晰，而有些年龄不大的人却有严重的思维障碍。因此，要重视老年人的全面身心健康，指导老年人以积极的态度对待生活，保持大脑的思维能力和减缓思维能力的衰退。

（四）老年人的人格特点

人格是指一个人在生活实践中经常表现出来的整个精神面貌，即具有一定倾向性的心理特征的总和，又称个性，它包括先天素质、能力、气质、性格、动机、理想、信念、兴趣、爱好及习惯等。人格使一个人区别于他人，并可通过他与环境和社会群体的关系表现出来。人格是在先天生理结构基础上，经后天环境影响而形成的。人格以统一整合的自我为核心，决定一个人在适应社会中如何看待自己，看待自己与周围人和事物之间的关系，以及表达出与之相应的态度和行为方式。老年人的人格类型有以下几种。

1. 生活成熟型

这类老年人热爱生活，对家庭有强烈责任感，对晚辈也能关爱提携；淡泊宁静，情绪平衡，富有责任感，宽容雅量，诚恳务实；平日喜欢与别人往来，仍旧持续退休前的活动与人际关系，非常珍视退休所带来的空闲，能够自由处理闲暇时间；经常处于愉快、开朗的情绪状态；有独立见解，善于分析问题，感到生活得有意义，能很快适应退休后社会环境的变化。

2．奋发型

这类老年人性格开朗，随和善良，乐于助人，善于与人交流。此型老年人希望对社会能再尽一份力，如参加居委会、调解邻里纠纷、资助贫困学子、返乡植树造林；有的则常聚在一起舞文弄墨，搞文艺活动，他们投身于社会，以为别人提供服务为最大乐趣。

3．安乐型

这类老年人安于现实，表现为自主性差，一切均消极被动地接受，大多无拘无束、轻松自在，能够较好地顺应退休后的角色变化，享受社会对老人的优待，选择适合自己的休闲生活，与世无争。依赖性比较强，期待得到单位和家人的照顾。心境平和，情绪稳定，知足常乐。

4．被动依赖型

这类老年人强烈依赖和盼望他人对自己的帮助和体恤，或对周围一切似乎都毫无兴趣。他们虽然有较好的工作能力，但由于缺乏自信心，缺乏独立能力，遇事没有主见，事事依靠别人，对别人的意见从不反驳，总是依靠别人来替他作出决策或指出方向。

5．防御型

这类老人大多运用自我防御机制，他们独立性强，有自制力；自卑感严重，但又好胜心强，永不服老，固执刚强，勤于工作，终身忙碌；不肯承认过失，喜欢倚老卖老，一旦家人不顺从就大发脾气，因害怕衰老和死亡，刻意追求目标。这类长者喜爱工作，不愿别人认为他老了，绝不在退休后依赖子女生活，想尽办法自力更生。他们总是闲不下来，保持活动和独立来抵御对老年所产生的恐惧，从忙碌中产生快乐，遮掩他们力不从心、今非昔比的尴尬处境。

6．愤怒型

这类老人对现实生活十分不满意，对社会的一切变化和新生事物都看不惯，常常为自己没有达到人生目标而牢骚满腹，充满敌意，极具攻击性，情绪极不稳定，易激惹，好争吵，容易对他人发脾气，暴躁，人际关系比较紧张；自制力差，常抱有对立情绪，对人对事难以宽容大度；以自我为中心，兴趣比较狭窄；他们往往将个人所经历的不顺利均归咎于他人。

7. 自责型

与愤怒型相反，这类老年人瞧不起自己，对自己的失败，容易后悔自责。甚至把儿女、孙辈的过失往自己身上揽，承认自己样样不如人，处处落人后，许多机会从指缝中溜走，到老了一事无成。如任其发展下去，有转变成抑郁症的可能，甚至可能自杀。

8. 操心型

总是对别人不放心，生怕别人办错事，唠唠叨叨没完没了。既操心他人，又操心自己；既操心眼前，又操心未来。

9. 边缘型人格

这类老年人以反复无常的情绪变化和行为不稳定为主要特点，他们不能控制自己的感情，常发怒闹脾气。他们可以跟人很要好，也可以翻脸不认人。因此，常与周围人发生矛盾，以至于人际关系紧张。他们时而情绪反常，时而恢复正常，常做出一些冲动、无法预料的破坏行为。

二、常见心理问题的护理

人在整个生命过程中，每个阶段都存在着一些心理方面的问题需要解决。当步入老年期后，由于生理方面的衰退，社会适应能力减弱，再加上离退休遇到的问题，更容易出现心理和精神上的问题，老年人常见的心理问题有离、退休综合征、空巢综合征、高楼住宅综合征等。

（一）空巢综合征

"空巢"是指无子女或子女成人后相继离开家庭，只剩下中老年人独自生活的家庭，特别是老人单身家庭。"空巢老人"就是指身边无子女，又无他人照料的老年人。随着时代的变迁，社会经济的不断发展，人们的生产方式和生活方式不断改变，人口流动性加大，越来越多的老年人单独居住或老年夫妇独立生活在一起，所有子女均成年且长期不在身边，又无他人照料，使得"空巢老人"在老年人这个群体中，近几年其数量和比例正以前所未有的速度增长。目前我国空巢化进一步加速，城乡空巢家庭已达50%，部分大中城市达到70%。2010年第6次人口普查中发现，如以至少有一位65岁及以上老年人生活的家庭户为分母基数，计算老年空巢家庭"独居空巢家庭"占比达16.40%，"夫妻空巢家庭"为15.37%，两者合计为31.77%。据专家预测，到2030年我国老龄人口将近3亿，空巢老人家庭比例将达到90%，这意味着届时将有超过2亿的空巢老人。另据有关报道，我国失独老人达上千万，如何使这部分老年人安享晚年，已成为一个亟待解决的社会问题，需要社会各方的积极关注和支持。空巢综合征是由于多种原因造成子女不能或不愿与父母同住，老年人盼望欢度晚年的理想落空，期间老年人由于种种的失去而导致的孤独，引发生理上不适，以及心理上的一系列消极反应。空巢综合征的核心是缺乏爱，爱作为一种心理感受状态，是生命质量的组成部分，老年人缺乏爱，其身心健康会受到影响，将会导致生命质量的低下。

1. 影响因素

（1）传统观念影响。中国的传统文化一贯宣扬"父母在，不远游"的观念，"养儿防老"至今仍然是许多老人最大的期望，许多老年人习惯于对子女的情感依赖，从未考虑过与儿女分开生活，对"空巢家庭"没有心理准备，一旦儿女离开身边，觉得自己老而无用，不再被需要，孤独感油然而生，出现孤苦伶仃、自卑、自怜等消极情感。

（2）老人独居时间增加。随着社会转型加快，人口流动和迁移加速，许多年轻人出国留学、外出打工或经商，无法与老年人居住在一起；物质生活水平提高，城市住房条件改善，老少两代人都要求有独立的活动空间，年轻人追求自由自在的精神生活，许多子女结婚后不能或不愿与父母同住；而且社会竞争激烈，年轻人工作压力增大，工作繁忙，无暇照料父母长辈，使家中老人独居时间增加。

（3）自身个性的原因。在自身个性方面，患"空巢综合征"的老人一般个性较内向、人际交往较少、兴趣爱好不多，平时下班后全部心思都放在家务事上，尤其一些人从工作岗位上退下来后，空闲时间更多，由于与社会接触明显减少，自然会把注意力更多地投注到子女身上，对子女情感依赖进一步增强，一旦儿女离开身边，便感到生活一下失去了意义，陷入抑郁、孤独寂寞、悲观绝望的心境中，对生活兴趣索然，缺乏独立自主、振奋精神、重新设计晚年美好生活的信心和勇气。

2. 临床表现

（1）心理社会方面。由于子女不在身边，老年人生活单调寂寞，缺乏精神慰藉，对自己的存在价值表示怀疑，陷入无趣、无欲、无望、无助的状态，引发了空巢老人的健康问题，突出表现为孤独感，但这种孤独感里又增添了思念、悲观、自怜、惆怅和焦虑等复杂的情感体验。他们中许多人深居简出，很少与社会交往，整日感到无所事事、伤感、精神委靡、情绪烦躁；严重者出现抑郁症状，觉得生活没有意义，经常回想往事，感觉悲观失望、心情沮丧、压抑、郁郁寡欢，不与人交往，以"灰色"的心情来观察周围的事物，对什么都不感兴趣；思维迟钝，神情呆板，终日愁眉不展，少语或长吁短叹，度日如年，严重者还快速加入了阿尔茨海默病的行列。

（2）生理方面。对空巢老人而言，缺乏必要的照顾才是他们真正的健康难题。由于子女不在身边，缺乏安全的监护和帮助，老人很可能会出现各种意外，有报道空巢老人老死家中数日甚至数月才被发现。空巢老人，尤其是独居的空巢老人，由于缺乏子女生活上的照护和关爱，生了病以后特别感到无助。空巢老人常常出现失眠早醒、睡眠质量差、头痛、乏力、食欲不振、消化不良、营养障碍；易患高血压、冠心病、消化性溃疡等。空巢综合征可导致人的神经内分泌系统调节紊乱、免疫功能减退，机体抵抗力降低，进而引发各种疾病，或者使原有的疾病加重。

3. 防治措施

（1）自我调节建立有规律的生活。老人在子女生活独立之前注意调整日常生活的模式和规律，以便适应即将临近的"空巢"家庭生活。只有做好充分的思想准备，正视"空巢"。计划好子女离家后的生活方式，才能有效防止"空巢"带来的家庭情感危机。消遣式阅读心理学、保健学方面的书刊，学会有意地转移注意力，如看电视、听音乐、做深呼吸等，情绪起伏不定时，应加强自控力，保持内心的宁静。

（2）建立亲情住宅。即子女和父母做邻居，建立老人与子女"分而不离"的模式。在亲情住宅中两、三代人互相照顾、互相理解，使空巢老人享受和气、温馨的生活方式。日本人提倡"一碗汤"，即子女与老人居住距离不要太远，以送过去一碗汤而不会凉为标准。

（3）"常回家看看"。空巢期里心情抑郁、惆怅孤寂的父母常希望孩子多回家，老人最重视的还是家庭和亲情。不管工作多忙，子女都应常常回家看看，陪陪老人，加强和老人的沟通；有事多与老人交流，让老人有被需要感和重视感。子女在可能的范围之内与父母约定回家次数与时间，经过沟通有个约定，彼此能心安，不用担心影响对方生活或是负担太重，能够安排时间共享天伦之乐，又能接受分离的事实，享受距离之美。如果子女居住在另一城市或国外，由于地理条件限制不能与老人生活在一起，子女要每周给父母打个电话问候一下，可使渴望关爱的空巢老人温暖好几天。新二十四孝特别强调经常带着爱人、子女回家看看父母等行动标准，作为晚辈，只要用心用情量力而为，就可给老人带来很大的快慰。

（4）注重精神赡养。随着城市生活水平的提高，老年人对精神赡养的需求越来越强烈，特别是那些无子女和子女不在身边的空巢老人。老年人有固定的退休金，又有子女的资助，他们可以衣食无忧。虽然他们经济适应顺利，但是心理适应困难，由于目前社会能给老年人提供的活动场所和机会有限，因此，老年期心理障碍和精神障碍患病率的上升是必然的。老年人作为一个特殊群体，亲人特别是子女的关爱和慰藉是任何其他形式的帮助所不能替代的，所以，晚辈不能以"工作忙""条件有限"为理由来推卸亲近、照顾、关爱老人的责任和义务。许多青年人的养老观还是传统的，认为父母不愁吃住就没事了，普遍忽视与父母的精神交流和心理慰藉。因此，子女除了要照顾父母的生活，更加要重视对父母的精神赡养，让老人感受到天伦之乐，消除寂寞、烦恼，这也是维持和改善老年人心理健康状况的重要环节。

（5）采取有效措施积极应对和解决日益严重的"空巢问题"。面对日益严重的"空巢问题"，政府有关部门要切实重视，加大投入，采取一系列有效措施，积极应对和解决经济供养、医药费用、照料生活这些为"空巢老人"所急需的"三大保障"。

①国家应制定相应的法律、法规，完善养老保险机制，深化老人福利事业改革，切实关心老人。应尽快建立和健全适合我国国情的老年人社会保障和医疗保障制度，保险费用由国家、单位和个人共同承担，通过各种途径切实解决老年人难以承担医疗费用的困难，从根本上解决老年人的看病就医难问题，要帮助特困户的空巢老年人获得社会救助，并提供公益性的医疗护理服务。

②以社区照顾服务为依托，组织人员为老人提供上门服务。社区的医疗保健部门应为空巢老人建立健康登记卡，充分了解社区空巢老年人尤其是高龄老人的身体健康状况及影响健康的各种因素，为其提供优质高效的个体化医疗护理；社区的养老机构，应该优先接纳那些生活不能自理的老年人。在集中住宅区，社区可以建立完善的服务网络，为那些生活尚能自理的老人提供上门服务。

③社区建立高龄、空巢老人信息库，建立对高龄、空巢老人的探望制度。根据条件安装应急门铃或应急呼救装置、视频监控设备等，帮助解决照顾空巢老人的实际困难。其中一种通过红外线探测器自动分析老年人肢体动作的报警器，可以在老年人摔倒时自动给子女及医院发送信息，及时主动掌握老人动态。

④大力发展社区为空巢老年人奉献服务的队伍，组成"送温暖小组""邻里互助"等志愿组织，上门陪老人聊天，定期为有生活困难的老年人分担家务，使空巢不空、冷巢变暖。

⑤建立空巢老人护理中心，为体弱及行动不便的空巢老人提供就餐、助

浴、休闲、生活护理、康复保健、护送看病等服务；完善社区护理服务项目，大力发展家庭病床服务、居家护理，提供临终关怀等服务，以适应不同层次空巢老年人的社区护理需求。

⑥以家庭力量为基础，以家庭支持和帮助作为解决空巢老年人生活照顾和养老问题的基本途径，子女要尽到赡养老人的义务。

（6）"空巢老人"应积极克服空巢心理。应该以老年人自助互助为原则，充分发挥老年人自己的能力和作用。配偶在老年时期是对方最重要的伴侣和主要照顾者，故老两口之间要互相关爱，夫妻双方培养共同兴趣有助于克服"空巢心理"；其次是广交朋友，无事可干是诱发心理问题的一大因素，渴望交流、远离孤独是所有老年人的心声。老年人要走出家庭，到老年大学去、到老年人活动中心去、到公园去，积极参加社区集体娱乐和公益活动，丰富的晚年生活不仅让自己快乐还可摆脱对儿女的情感依赖，从而保持身心健康。

让空巢老年人过一种具有尊严和受保障的晚年生活，需要社会、社区、家庭、老年人自我等不断探索研究，从质与量上实现老年人身体与精神的最佳状态，需要全社会的共同努力。

（二）高楼住宅综合征

城市现代化发展日新月异，钢筋水泥围起一片片优雅小区，推开窗来能感受到鸟语花香，但走下楼来却感觉环境陌生。曾几何时，生活中的我们已不知道对门姓甚名谁，也已忘记有困难可以向邻居求助。楼道中大家匆匆擦身而过，漠然的表情中少了一分友好和亲切。深居简出似乎成了现代人的通病，高层建筑阻断了邻里往来，公共活动空间狭小，尤其对老年人的生活和健康带来不良影响，可出现一系列心理问题，其中可导致高楼住宅综合征。高楼住宅综合征，是指一种因长期居住于城市的高层闭合式住宅里，与外界很少接触，也很少到户外活动，从而引起一系列生理和心理上的异常反应的一组症候群，多发生于离退休后久住高楼而深居简出的老年人和长期居住在高楼行动不便或不愿外出的高龄、独居老年人。

1. 影响因素

（1）住宅结构因素。随着城市经济的发展、城市人口的增加和城市化进程的加快，20世纪90年代以来，我国许多大中城市在市场经济发展的大潮和经济规律的作用下，开展大规模的旧城改造，改善了群众居住条件。现在，城市的楼房越盖越高，住宅小区也从平房时代过渡到多层、小高层和高层时代。但随着传统的四合院的消失，高楼大厦取代了老的居民院，新型住宅小区打破了原有的同一单位职工住在同一区域的模式，城市家庭形成独门独户，家庭与家庭、居民与居民之间形成了一种"鸡犬之声相闻，老死不相往来"的局面，邻里相见不相识，这种局面不利于老年人的身心健康。

（2）社会因素。高楼住宅安全性与私密性越来越强，形成了相对非开放的空间。一些高楼住宅小区和居民区由于基础设施和治安防范措施不健全，给治安管理工作带来较大难度，使盗窃等侵财案件时有发生，严重威胁广大住户的生命和家庭财产安全。深居高楼的老年人都有防范心理，为保障自己的人身和财产安全，邻里之间不敢串门，老人很少与他人交流，尤其是陌生人，使老年人与外界沟通减少。

（3）快节奏的生活。随着城市居民生活水平的提高和市场供应的充足，人们的生活方式发生了巨大的变化。社会竞争压力加大，迫使人们要适应快节奏的生活。虽然城镇居民生活条件改善了，但是匆忙的生活、越来越高的楼层使得人与人之间的距离似乎越来越疏远了，邻里相见不相识，子女忙于工作事业和自己的小家庭，不重视或没时间与父母沟通和来往，使住在高楼内的老年人，有事无人商量、有话无处倾诉，引起孤独、空虚、无助，久之使老年人易出现高楼住宅综合征。

2. 临床表现

（1）生理方面。单元式楼房封闭性强，邻居不相往来，长期生活在这种环境中，老年人心情压抑，又不想或不能下楼锻炼身体，长期宅在家中，自己感觉好像全身是病，出现四肢无力、脸色苍白、体质虚弱、消化不良、全身疼痛、周身不适，可能导致老年肥胖、高血压、冠心病、糖尿病和骨质疏松等患病率增加。

（2）心理方面。长期生活在这种环境中，好像与世隔绝，长此以往自感缺乏外界的信息，爱与归属、尊重与被尊重的需求得不到满足，老年人可产生心理障碍，出现性情孤僻、急躁、精神空虚、无所事事、情绪不稳定、烦躁不安、注意力不集中、焦虑、忧郁等症状，严重时可因抑郁症加重导致自杀倾向。

（3）社会方面。居住在高楼住宅里，左邻右舍大部分是年轻人，上下楼梯不方便，乘电梯又头晕，使得老年人很少出门，也没人聊天。长此以往，老年人不愿意或不能与邻居往来，不想参加老年团队的活动，不愿意与朋友相处，不爱活动，在家时就只能浇浇花、看看电视，感觉很憋闷。由于长时间没有融入社会而自我封闭，这种老年人对外界适应能力差，从而引起生理上和心理上异常反应的疾病。

3. 防治措施

（1）加强体育锻炼。预防和治疗高楼住宅综合征的主要措施是加强体育锻炼和活动量，锻炼项目可以根据自己的爱好、条件和体力进行选择，如散步、健身舞、太极拳、体操等。锻炼环境宜选择在公园、绿化地带或林间。锻炼的时间在温暖的季节，以清晨为好，这时环境中尘埃较少；在寒冷的季节，则在太阳出来后，空气稍为暖和时锻炼较好，一般以 9~10 点钟为宜。

（2）增加人际交往。针对高楼综合征，健康专家提醒居住在高层的老年人，要增加人际交往，多参加社会活动。老年人可采取请友人入室和走出家门的方法与人交往，或下棋或聊天、或参加力所能及的工作和家务劳动，释放自己的余热；或写作、或养花、或外出垂钓，寻找合适的精神寄托；或与青少年结成忘年交，从孩子身上吸收活力与欢乐。

（3）邻里间"常来常往"。远亲不如近邻，团结互助的精神是中华民族的传统美德。左邻右舍应经常走走，串串门，聊聊天，以增加相互了解，增进友谊，这样也有利于独居高楼居室的老人调适心理，消除孤寂感。现在我国一些城市的社区居民自发组织举办"邻居节"，邻里共筑和谐，也为老年人架起一座沟通、交流的桥梁，缩短了邻里间的距离，消除了邻里间的陌生，使邻里间彼此坦诚相待。可望通过推广"邻居节"，让更多的老年人走出家门参与到其中，主动认识身边的左邻右舍，在天南海北的聊天中建立一种对共同生活环境的热爱。左邻右舍的一个微笑、一句问候，使他们找回过去那种温馨的感觉。

（4）积极参加户外活动。居住在高楼的老人，每天应下楼到户外活动 1~2 次，并持之以恒，期间有机会与老年朋友沟通。高龄老人在天气晴朗的节假日里，应尽可能一起与儿孙们到附近的公园、田野，呼吸户外的新鲜空气，并享受天伦之乐。子女也要多陪老人聊天，在精神上予以更多关注。经济条件许可，可有计划地结伴外出旅游，以丰富自己的生活。

第二节　老年期常见的精神障碍及康复护理

一、老年人的精神障碍特点

有些老年人，缺少规律的生活，又很少参加群体活动，或是家庭中夫妻关系、亲子关系不和，生活没有愉悦感，另外，各种急、慢性疾病，严重影响着老人的生活能力，并加重了经济负担，使老人产生极大的心理压力，更易诱发各种精神障碍，如焦虑症、抑郁症、疑病症、恐惧症、强迫症、癔症、神经衰弱等。

（一）焦虑症

焦虑症是以发作性或持续性情绪焦虑和紧张为主要临床表现的神经症。随着社会老龄化，老年人慢性病增多，心理不适应等焦虑反应也增多。老年人焦虑症的主要症状是老年人充满了过度的、长久的、模糊的焦虑和担心，这些担心和焦虑没有一个明确的原因，可持续6个月以上。老人患焦虑症时常常伴有下列症状。

（1）心理症状。担忧、紧张、着急、烦躁、害怕、不祥预感和惊恐等焦虑情感为主，可伴有注意力不能集中、警觉增高、记忆障碍等。

（2）躯体症状。交感神经兴奋的表现，如出汗、瞳孔扩大、血压升高，心悸、气短、胸闷、尿频、排尿困难、腹泻、性功能障碍等。

（3）运动症状。震颤、小动作增多、静坐不能、往返徘徊及易激惹等。

焦虑可使老年人衰老过程加快，当急性焦虑发作时，可导致心肌梗死、青光眼、眼压骤升或跌倒等意外发生。因此在对老年人进行治疗、生活照顾的同时，也要帮助他们降低现存的焦虑水平。

（二）抑郁症

抑郁症是以情绪低落为主要特征的一类心理疾病。进入老年期后，因家庭、生活、工作、经济等发生变化，以及适应不了社会角色的改变而发病。患病后老年人不能体验生活的乐趣是较常见的特点，一般表现为情绪低落、哭泣、沮丧、不愿与人来往，同时伴有睡眠障碍、食欲减退、易疲乏等；由于老年期抑郁症患者的记忆力减退不明显，而且主要表现为情绪抑郁，故应与脑器质性疾病相鉴别。老年期抑郁症的临床表现常有郁郁寡欢、无精打采、兴趣下降、孤独感、自责、自罪、自我评价低，自觉悲观和绝望、无助、无用，常常独自潸然泪下，丧失了既往对生活的积极追求。此外，患者常常忧虑，过分担心自己和家庭将遭不幸，因小事常与家人争吵不休。还有的患者积极性和主动性下降，依赖性强，遇事犹豫不决，活动减少，回避社会交往，疏远亲友、行动缓慢、卧床时间增多，闷闷不乐，表情淡漠，愁眉不展，兴趣索然，反应迟缓，对问话不能立即回答，交流困难，自认为功能减退，出现痴呆样状态。严重的老年期抑郁症患者有自杀危险。家人对老年人抑郁症患者应该给予更多的关心和照顾，多陪伴他们，主动慰藉老年人；要定期带他们上专科医院诊治，以免病情恶化或发生意外。

（三）恐惧症

恐惧症是神经官能症一类的症状，它是一种较轻的心理或精神障碍，是一种以过分和不合理地惧怕外界客体或处境为主的神经症，但还不是精神病。患者明知没有必要，但仍不能防止恐惧发作，恐惧发作时往往伴有显著的焦虑和自主神经症状。少数性格内向的人，到了老年，会产生一种莫名其妙的恐惧心理，他们处处胆小拘谨，总感到忐忑不安，严重时会自感心神不定、坐立不安、焦躁烦闷，甚至陷入不能自拔的痛苦境地，由此可引起血压升高、心跳加快、食欲减退和头痛失眠。恐惧症可以表现在日常生活的各个方面，常见的有对疾病的恐惧、对食物的恐惧、对跌倒的恐惧、对死亡的恐惧等。老年恐惧症的治疗，需以心理疏导方法为主，适当辅之以药物治疗；而最为重要的是帮助老年人培养乐观的人生态度，减少其焦虑和紧张的情绪，帮助其破除迷信思想，使他们相信科学，尊重科学，按照科学的方法去争取延年益寿。

（四）强迫症

强迫症是一种以反复出现强迫观念和强迫动作为基本特征的症状性障碍，其特点是有意识的自我强迫和反强迫并存，二者强烈冲突使患者感到焦虑和痛苦，却无法控制，严重影响社会功能。患者也意识到强迫症状的异常性，越是企图努力抵制，越感到紧张和痛苦。老年人患强迫症较常见。Karno 等将老年人强迫症分为两型。①Ⅰ型：呈慢性经过，开始发病的平均年龄为 23 岁，大多数人症状能持续到老年直至终生；②Ⅱ型：在老年期初次发病，症状持续存在，占老年人强迫症的 64%。

老年人患强迫症时可出现以下症状：

（1）强迫怀疑。总是疑心自己没有把事情做好，反复检查和核对，还是放心不下，如老人总怀疑门窗是否关上了，怀疑自己写的信是不是签上了名字。

（2）强迫动作。反复多次洗手或洗物件，心中总摆脱不了"感到脏"，明知已洗干净，却不能自制而非洗不可，如强迫洗手就是为了减轻怕脏所引起的焦虑而采取的强迫动作。

（3）强迫询问。一遍又一遍地要求别人为他解释某个问题，或为他做出某种保证。患者属于典型的思维活跃但行为滞后的人群。他们时常会感到很焦虑、不安，对自己的期望值很高，做事追求完美，很在乎别人对他的评价。

对患者以心理治疗为主，坚定患者的治疗信心；与患者建立有效的沟通，在护理过程中，了解患者的内心体验、感受，并采取必要的防范措施，预防问题的发生。

（五）癔症

癔症是一类由精神因素，如重大生活事件、内心冲突、情绪激动、暗示或自我暗示，作用于易病个体引起的精神障碍。癔症主要表现为各种各样躯体症状、意识范围缩小、情感爆发等精神症状，但并无相应的器质性损害作为其病理基础。病前精神因素常很明显，情绪不稳定，易接受暗示，常以自我为中心，迷信观念重，情感反应强烈。癔症的临床表现可分为分离性癔症和转换性癔症两类。分离性癔症最常见症状为情感爆发，主要表现为情绪释放，时哭时笑，吵闹，情绪时高时低，变化无常，如片刻前还是满面春风，转眼间已阴云密布，患者有夸张表演或言行，并借此吸引他人注意，故其又称表演性人格；他们喜欢表现自己，渴望成为公众活动场合的主角和引人注目的焦点，他们不能容忍自己的要求被拖延，富于幻想，常有意或无意地将自己融入幻想境界中，并扮演着其中的某个角色。转换性癔症表现为：

（1）感觉障碍。表现为各种各样的躯体感觉障碍和感官功能障碍。常见的症状有突然发生的失明、失聪，部分患者有咽部异物感，但没有可查证的器质性改变。

（2）运动障碍。最常见的有痉挛发作，多突然起病，多有闭目、咬牙等伴随症状。

（3）内脏及植物神经功能障碍。主要表现为胃肠道的症状，也可出现皮肤发冷，水肿及尿潴留等植物神经紊乱症状，患者症状多变，缺乏稳定性。

临床以分离性癔症多见，常采用心理治疗，对精神症状严重的采取小剂量精神科药物治疗。护理中要注意不要过分关注患者的症状，要重点关注促发症状发生的心理因素。护理人员的言行、表情、态度应对患者产生积极的影响，根据患者不同情况，采用支持、疏泄、解释和暗示方法，启发、诱导患者进行自我心理调整。

二、常见精神问题的护理

（一）轻度认知功能损害

1. 概述

轻度认知功能损害（mild cognitive impairment，MCI）是正常衰老和痴呆的中间状态。MCI 患者是痴呆特别是 AD 的高危人群，其向 AD 的年转化率是正常人群的 10 倍。MCI 代表了痴呆临床前期的临床表现，因此成为流行病学、神经影像学、神经病理学及临床试验研究的焦点和热点。MCI 概念的提出，为 AD 的早期治疗和干预提供了新的靶点，是 AD 研究的重要进步。

1962 年，Kral 提出了良性老年性健忘（benign senescent forgetfulness，BSF）的概念。BSF 指老年人的记忆力随着年龄增加而缓慢减退，特点是对记忆问题关注并采取补偿策略，存在自知力，这是一种自然衰老现象。1982 年，Crook 等提出与年龄相关的记忆损害（ageassociated memory impairment，AMI），指老年人的记忆力减退是与年龄增长相符的，其他认知功能正常，没有痴呆。1986 年，美国国立精神卫生研究所（NIMH）提出了年龄相关性记忆障碍的概念，指的是 50 岁以上者有记忆损害的主诉，表现在：日常生活中常放错物品，记忆电话号码、别人的名字存在困难，不能同时记住需要购买的几种物品；记忆障碍逐渐发生；单个记忆测验成绩比年轻成人的平均值至少低一个标准差（SD）；排除其他可以引起认知减退的精神和躯体疾病。1997 年，加拿大学者提出了非痴呆的认知障碍（cognitive impairmentno dementia，CIND）的概念，描述存在认知损害但还达不到痴呆诊断的个体。

MCI 作为一个专有名词由 Reisberg 于 1988 年在文献中提出，当时它指总体衰退量表（Global Deterioration Scale，GDS）的第三阶段。1999 年，美国的梅奥诊所 Ron Petersen 等在论文中描述了 MCI 的临床特征并提出诊断标准。他提出的 MCI 的定义和标准较为完整和准确，操作性强，弥补了以上不足，故使用比较多，是目前最广为接受的概念。它特指有轻度记忆或认知损害，但没有达到痴呆的状况，其病因不能由已知的医学或神经精神病状况解释。

2010 年 7 月，在夏威夷召开的全球阿尔茨海默病科学家会议上发布了更新的阿尔茨海默病诊断标准的草案报告，该项工作是由美国的国立老龄研究所（National Institute of Aging，NIA）和阿尔茨海默病协会（Alzheimer's association，AA）召集的三个工作组完成的。新标准（或称为 NIA - AA 标准）与 1984 年发布的旧标准的最大区别在于旧标准将 AD 视为痴呆，而新标准则将其视为一个包括 MCI 在内的连续的疾病过程，如图 3 - 1 所示。即痴呆阶段、痴呆前有症状阶段以及无症状临床前 AD 阶段；另一个特点是将生物标记物纳入 AD 的诊断标准中，并对如何使用生物标记物以增加 MCI 和 AD 临床诊断的可靠性进行了说明；此外，新诊断标准不仅可以被无法进行神经心理学测评和先进的影像学检查以及脑脊液测量的普通医务工作者所使用，也可以被专科研究者用于研究或临床试验。在新的 AD 诊断指南中，MCI 概念并没有被弱化，反而被明确定义为 AD 连续谱中的痴呆前有症状阶段，强调了 MCI 与 AD 痴呆之间的紧密联系。

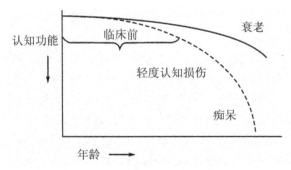

图 3-1　阿尔茨海默病的连续增长

过去 10 多年的时间，对认知损害的临床表现的认识发生了很大的变化，MCI 就是认知功能紊乱的痴呆前阶段。绝大多数研究者认为，如果等到功能损害，即使是出现轻度的认知症状，对存在的病变进行治疗也太晚了。理想的状态是，通过早期介入以预防或者延迟疾病过程。因此，MCI 应该是一个采取干预措施的有意义的临床阶段。

2. 流行病学

MCI 流行病学研究一般采用两种设计方法：①纵向研究，选择随访一个非痴呆的或按一定标准定义的 MCI 老年人，随访神经心理测验成绩，通过比较结果为痴呆或非痴呆的受试者基线时的某些认知领域的差异，可以发现发展成痴呆的受试者在临床发病前已经存在的认知缺陷，这种缺陷代表了痴呆的临床前期表现；②横断面研究，以 AD 的高危人群，如载脂蛋白 E 基因或其他早发性家族性 AD 遗传基因携带者、有记忆主诉或记忆损害的个体（包括 MCI）及海马萎缩的个体为研究对象，将这些个体的神经心理测验成绩与正常对照者比较。

一些研究者把 MCI 标准进行回顾性研究，并且获得了重要的发现。最有意义的研究是在实验起始就前瞻性地应用 MCI 标准，这些前瞻性的研究已经抓住了诊断的细节，因而能够更好地描述临床特征和细微的特点。

"梅奥衰老临床研究"纳入了将近 3000 人的一个随机样本，年龄 70～89 岁的非痴呆认知正常者或者在开始时有 MCI 者。该研究中认为 MCI 的患病率在非痴呆人群中约为 15%，遗忘型 MCI（aMCI）与非遗忘型 MCI（naMCI）之比是 2：1。由于 MCI 的诊断标准不同，诊断标准的可操作性差，调查方法和被调查人群存在差异，因此各国对 MCI 患病率的流行病学调查结果存在很大的差异。

3. 临床表现

（1）MCI 的危险因素。对 MCI 的症状体征研究发现，MCI 和 AD 的危险因素相似，都会受基因、人口学和环境等多因素的影响。其中 ApoEε4 基因是 MCI 的危险因素，有研究发现 MCI 患者携带 ApoEε4 的概率高于正常对照组，约为正常人的 10 倍，而且 MCI 中 ApoEε4 基因携带者进展为 AD 的危险性增加。高龄是 MCI 的另一个重要危险因素，随着年龄增长，MCI 患病率呈升高趋势。有研究结果表明，MCI 患病率 60~69 岁为 6.9%，70~79 岁为 8.3%，80 岁以上为 12.5%，差异有统计学意义。有关种族间 MCI 发病风险的区别，美国一项流行病学调查显示非洲裔美国人的患病率要远高于白种人，这可能与前者的受教育程度、经济水平和工作环境较差有关，但是这一结论还需要进一步的验证。另外，高血压、高血脂、高血糖、叶酸缺乏、高同型半胱氨酸、脑白质变性、MRI 显示的脑白质高信号、皮质萎缩和脑梗死都会增加患 MCI 的风险。中年期血压每增加一个标准差，患 MCI 的风险增加 1.7 倍，机制可能是小动脉玻璃样变性，导致脑白质异常，同时引起的脑萎缩增加了脑内老年斑和神经元纤维缠结的密度，引起认知功能障碍。而高血压、糖尿病、高胆固醇和脑白质变性及脑梗死增加 MCI 的风险，则提示血管危险因素可能是 MCI 的重要原因。

（2）MCI 的症状体征。临床上，MCI 的患者一般有记忆障碍的主诉和表现，比如忘记朋友及家人的姓名，忘记物品的名称，忘记电话号码，忘记约会，并且有知情者证实患者存在记忆障碍（近记忆障碍），找词困难，言语缓慢，注意力不集中，同时进行多项任务或在不熟悉的地方定向有困难，兴趣减退、缺乏主动性的表现。患者具有自知力，一般没有神经系统的定位体征。日常生活能力基本正常，复杂的工具性日常能力可以有轻微的损害，但无痴呆。

（3）神经心理学测验。神经心理学测验不仅可以客观地评估被测试者是否处于 MCI 及其程度，而且对 MCI 是否发展为痴呆具有一定的预测作用。它评估的主要方面有患者的记忆、总体认知功能、日常活动和社会功能，同时还要排除抑郁症、血管性痴呆的可能性。

①对记忆的评估，主要针对近事记忆和延迟回忆，因为两者是最早、最敏感记忆障碍。常用的量表有：Wechsler 成人记忆量表（WMS）、ADAS-cog 中的单词回忆任务、WHO 的延迟回忆量表和简易智力状态检查（MMSE）。

②对日常生活能力的评估常用量表有：日常生活活动能力量表（ADL）和社会功能活动调查表（FAQ）。

③对认知障碍的评估常用量表有：临床痴呆评定量表（CDR）和全面衰

退量表（GDS）。

④对情绪、人格和行为变化的评估常用量表有：神经精神问卷（NPI）和老年性痴呆评估量表——非认知分量表（ADAS - noncog）。

⑤常被用于排除其他原因引起的认知变化的量表有：抑郁自评量表（SDS）、老年抑郁量表、汉密尔顿抑郁量表（HAMD）和 Hachinski 缺血指数（HIS）等。

如果解释得当，一个简短的成套测试包括对学习新事物、延迟记忆、注意/执行功能的测评，可能在鉴别和诊断 MCI 和早期 AD 方面提供有价值的信息。仅仅用神经心理学测验尚不能够诊断临床前 AD 和 MCI，鉴别和确诊还需要临床判断。

轻度认知功能障碍患者的日常生活及社会功能是否受损尚存在争议。Petersen 等认为 MCI 患者的日常生活能力正常，如果认知功能下降影响到日常生活的能力，应当考虑痴呆的可能。然而一项为期 3 年的纵向研究发现，一般人群中大约 26.3% 的人日常生活能力下降；而在 MCI 患者中大约为 30.8%。这提示日常生活能力和社会功能的下降是否与认知功能的损害一样，是一个连续的过程；而 MCI 状态下有一些特殊的表现，如利用工具的能力受损，是其病情发展的一个阶段。

必须指出，目前还没有一个量表可以单独诊断 MCI，应该综合使用各量表对认知功能做全面的评估与分级。且目前所使用的 MCI 筛查工具都未考虑到老年人的听力、视力、肢体残障等缺陷，且筛查评估工具大多数受文化水平的影响，尤其在我国相对较低文化水平的老年人群中，要注意文化水平的校正与调适。因此，随着人们对 MCI 研究的不断深入，寻找适合我国国情的有更高敏感性和特异性的 MCI 筛查工具将成为以后重要的研究课题之一。

（4）实验室检查。实验室常规检查有血常规、血生化、甲状腺功能、梅毒以及头颅 CT/MRI，根据患者的实际情况还可选用 CSF、PET 和 SPECT 等非常规检查。

①结构及功能影像学。MCI 患者头颅磁共振的总体变化有皮层灰质减少、脑室增大及白质高信号增多，局部变化有海马和内嗅皮层的萎缩。Convit 等于1995 年研究发现，MCI 患者脑组织结构的萎缩主要限于海马，其海马容积与对照组相比减少 14.0%。DeLeon 等发现 MCI、轻度 AD、重度 AD 海马萎缩的发生率分别为 76.0%、84.0% 及 96.0%，且与年龄无关。上述变化提示部分 MCI 患者和 AD 患者有相似的病理过程，只是严重程度存在差别。Karas 等运用基于像素的形态测量学随访 24 例 MCI 患者 3 年后发现，46% 患者发展至痴呆，转化为痴呆的 MCI 患者的特点是颞中叶萎缩，预测转化的独立指标是左侧颞叶及左侧顶叶皮层。MCI 患者除可出现双侧海马的表观扩散系数（ADC）

增高外，还可出现双侧颞顶联合区 ADC 明显增高。Small 等应用高分辨功能磁共振（fMRI）技术研究发现。12 例 MCI 患者中，8 例在内嗅皮质区皮质激活体素数量正常，仅下脚区的数量下降；其余 4 例 MCI 患者有内嗅皮质区的数量下降，与 AD 改变类似。Diekerson 等研究发现，极早期 MCI 患者在海马及内嗅皮质的体积与对照组无差异、记忆任务完成情况与对照组也相似的情况下，海马区域激活比对照组显著增强，而 AD 患者则表现为海马及内嗅皮质激活的减弱。磁共振弥散成像（DWI）技术近年被用于 MCI 的研究，有研究发现 DWI 检测的病灶面积大小与脑功能的改变有相关性，差异有统计学意义。磁共振波谱分析（MRS）作为新的诊断技术，具有能进行活体组织代谢定量分析的无创检测特点，可测出多种化合物共振峰。

②核医学影像。PET 检测技术可以在人体内检测到早期的病理变化，具有早期诊断 MCI 的优势。研究已经发现，MCI 患者海马、颞顶叶和后扣带回的灌注和代谢异常，并发现该部位烟碱受体的缺损与 MCI 的认知减退显著相关；颞顶叶葡萄糖代谢率和血流灌注较正常老年人低，左侧可能更加严重；且已经证实颞顶叶葡萄糖低代谢率是预示 MCI 转化为 AD 的指标之一。Small 等用 FDDNP 在 AD、MCI 患者及认知正常的对照组 3 组个体中进行 PET 显像研究，结果显示 AD 组的放射配基量明显高于 MCI 组和对照组，而 MCI 组又高于对照组。这说明 FDDNP 等核医学影像学的检查有助于 AD 及 MCI 的早期诊断。

③分子影像学。近来，分子影像学的进展是淀粉样蛋白分子成像的应用。标记这些组织的试剂是碳 11 复合物，称作匹兹堡复合物 B，并且研究出了几个 F18 复合物，且已经显示出较好的商业应用前景。来自匹兹堡大学早期的数据表明，淀粉样蛋白成像能够识别出进展较快的受试者，并且区别出 aMCI 和 naMCI，可能适用于抗淀粉样蛋白治疗。

④脑电图（EEG）。脑电图（EEG）具有无创性、实用性强、普及率高等优点，成为人们探索 MCI 患者脑功能变化的最常用的一种工具。传统 EEG 和定量 EEG 都已发现 MCI 患者一些有意义的脑电生理学特征。MCI 患者的脑电图 α 和 β 节律的功率降低且慢波的功率增加，α 波和 θ 波功率比值降低。定量 EEG 分析技术已发现 e 波相对功率和平均频率的连续下降是 MCI 患者认知功能继续衰退的最敏感变化。纵向研究提示颞部和颞枕部的上述变化最敏感，能反映 MCI 患者的进展程度。但脑电图缺乏特异性。

⑤生物标记（biomarker）。MCI 患者的脑脊液中 tau 蛋白增加而 Aβ1－42 降低，这是最有诊断意义的，是预示 MCI 向 AD 转化的指标。有研究发现，最终发展为 MCI 的患者的脑脊液中，异常磷酸化的 tau 蛋白高于对照组，并且 MCI 患者脑脊液中 tau 蛋白水平随时间而有所增高。这些证据表明，MCI 可

以导致某些脑区异常磷酸化 tau 蛋白的聚集和神经元的死亡，出现 AD 的病理改变。Jung 等研究 60 例 MCI 及痴呆患者的脑脊液情况，结果发现，与正常对照组相比，MCI 及痴呆组血清视黄醛蛋白及结合珠蛋白前体等位基因 1 明显减少甚至缺乏，因此认为，脑脊液血清视黄醛蛋白及结合珠蛋白前体等位基因 1 可成为预测 MCI 以及痴呆的生物学指标。

⑥其他。MCI 患者脑脊液、血浆、尿液中异前列腺素含量高于正常；ApoEε4 基因在 MCI 中出现的频率介于 AD 和健康人之间。MCI 患者内嗅皮质区的神经细胞较少，而Ⅱ层神经细胞丢失较多，且 Meynert 核团亦可出现神经元减少。

4. 治疗与预防

（1）MCI 的治疗。临床医生应该联合神经心理检查、生物学以及神经影像学指标，筛选出可能转化为 AD 的 MCI 患者进行治疗。治疗的目标是：提高患者的记忆和认知功能，预防和延缓痴呆的发生。关于 MCI 的药物治疗，目前学界还没有统一的方案，也没有获得 FDA 批准的治疗 MCI 的药物，通常情况下临床医生参照痴呆的治疗方法进行经验性治疗。Ampakines 是一种谷氨酸盐受体阳性调节剂，初步研究表明其对记忆有一定作用；促智药对改善认知功能有效；一些中成药，如银杏叶提取物对缓解正常老年人的记忆力下降有作用，但效果微弱；维生素 B_1、维生素 B_6 和叶酸对同型半胱氨酸增高的 MCI 可能有效；多巴胺 D_2 受体激动剂吡贝地尔可能改善 MCI 的认知功能。

同治疗痴呆一样，MCI 的治疗应该关注生活方式的调整及避免和治疗 MCI 的危险因素，比如调整 MCI 伴有的睡眠障碍、抑郁，对阻止记忆障碍进一步恶化有一定益处；孤立状态是 MCI 的危险因素，应该鼓励患者多与他人交流，建立更多的社会网，多参加一些社会活动等；通过多种方法进行认知训练，如新颖挑战性训练等均对认知有改善作用，并在一定程度上减缓 MCI 向老年痴呆的转化；此外，高血压、高血脂、高血糖都是独立的危险因素，进行积极干预是非常重要的。

（2）MCI 的预防。需要强调的是，尽管不是所有 MCI 最终都转变为 AD，但每年 10% ~ 15% 的转化率还是很高的，鉴于 AD 的不可逆转性及目前尚无彻底治疗方法，因此进行积极的预防具有重要的实际意义，预防 MCI 的发生也就是减少 AD 的发生。

但人们对预防的重要性还知之甚少，更多的人没有认识到 AD 的危害，也不了解 MCI。已知 AD 的危险因素与 MCI 是相同的，在治疗上也是参照 AD 的治疗方法，因此，预防 MCI 的发生与预防 AD 的发生也是基本相同的。

实施预防的第一步是要使人们知道这种疾病，了解其危害性。如果进行关于 MCI、AD 和老年痴呆的调查，无疑老年痴呆是人们最为熟悉的名词了，那么就要宣传 AD 就是老年痴呆，MCI 就是老年痴呆的前期，宣传老年痴呆的危害，以此引起人们的重视。第二步是要有明确的预防原则，如果没有遵循，效果不好。根据 MCI 的疾病特点，结合其产生的危险因素及人们的心理特征和社会生活的实际，我们提出的预防原则是：早期—全面—系统—长期。这是新的预防理念，是体现生物—心理—社会医学模式本质的理念。"早期"指的是越早越好。有研究显示，出现痴呆症状的前 10 年就已经出现大脑的损害，所以有人提出预防痴呆从零岁开始，其实这不无道理，是否产生 MCI，MCI 是否转化为 AD 受多种因素的影响，十分复杂，既有成长过程中有害因素的影响，也有遗传因素、妊娠期的影响，从这一角度来讲预防痴呆就不仅仅是从零岁开始了。这里所讲的"早期"更重要的一点是提倡一种理念，就是只要认识到了痴呆的危害，想要预防，那么从什么时候开始进行都是有益的，即所谓的宜早不宜迟。"全面"指的是从生理、心理和社会生活三个层面进行预防。生理层面强调的是积极防治各种躯体疾病，如高血压、高血脂、糖尿病、动脉硬化、各种脑部疾病、甲状腺疾病等，尤其要保护好大脑。心理层面强调的是保持乐观心态，防治各种精神疾病（如抑郁症等）。社会生活层面强调的是积极参加各种有益的活动，培养并保持有益的兴趣，进行适合自身特点的体育锻炼，远离各种有害刺激，养成健康的生活方式，包括优生优育等。"系统"指的是预防要有目的、有计划、有准备、有评估，遵循科学的原则，讲究方法，循序渐进。"长期"指的是要持之以恒，坚持不懈，避免三天打鱼两天晒网式的预防活动，这样的效果是不好的。第三步就是按照预防的原则选择正确的方法进行预防训练。

5. 预后

MCI 描述的是介于正常老化和痴呆之间的一种过渡阶段的认知状态，由于潜在的生理和病理过程的不同，可能存在着显著的异质性。即便是经过严格定义的 MCI，个体的自然转归也可能有很大差别，其中一些个体可能发展成 AD，另一些个体可能发展成其他痴呆，还有一些个体可能根本不发生变化，甚至有可能恢复正常。Petersen 等曾报道平均每年有 10% ~ 15% 的 MCI 患者发展为痴呆。Johnson 等报道有 40.0% 的 MCI 在 2 年后进展为 AD。Mckelvey 等报道的是 3 年后有 53.0% 的转化率。Krasuki 等则报道 4.5 年后所有的 MCI 都进展成 AD。Morris 等对一群社区 MCI 患者进行了 9.5 年的随访，第 5 年时有 60.5% 的患者发展为 AD，第 9.5 年时 100% 的患者发展为 AD。肖世富等进行的一项长达 3 年的随访研究表明，有 27.7% 的 MCI 患者在随访期间发展为痴呆，平均年发病率为 10.8%（不包括失访者）。另一方面，相同年龄的正常个体每年发生 AD 的几率为 0.7% ~ 2.0% 。虽然相当一部分比例的 MCI 会转化为 AD，但不能把 MCI 简单地认为是 AD 的早期阶段，也有小部分转化为血管性痴呆（VaD）和其他类型的痴呆，并且有小部分保持稳定或好转。

遗忘型 MCI 以记忆损害为主，其他认知领域相对保持完整，其主要结局是发展成 AD。mdMCI（不一定包括记忆），其可能进展成 AD，或血管性痴呆，或其他痴呆。或非痴呆。sdMCI 表现为单纯语言障碍的可以进展成原发性进行性失语，表现为单纯注意或动作和执行功能障碍可以进展成额叶痴呆。对有较高概率从 MCI 进展到 AD 的人群，如能预测谁进展得更快，并对这部分人尽早采取干预措施，对预防 AD 的发生将具有重要的意义。

（二）老年躯体形式障碍

1. 概述

躯体形式障碍是一种以持久地担心或相信各种躯体症状的优势观念为特征的神经症，男女均有，为慢性波动性病程。症状可涉及身体的任何部位和器官。其主要特征是患者反复求医，反复向医生陈述躯体症状，不断要给予医学检查，无视反复检查的阴性结果，不管医生关于其症状并无躯体基础的再三保证，即使患者有时存在某种躯体疾病，但其所患躯体疾病并不能解释其症状的性质和程度或患者的痛苦与先占观念。患者经常伴有焦虑或抑郁情绪。这些患者症状的出现往往与长期存在的不愉快的生活事件或内心冲突密切相关，但患者通常拒绝探讨心理原因，甚至有明显的抑郁和焦虑情绪时也同样如此。

在综合医院就诊的患者当中，经常可以见到一些患者主诉各种躯体症状，如胸闷、心悸、呼吸不畅、头痛、倦怠等，经过各种检查，却不能发现相应的躯体疾病的证据。这些患者常常反复就诊于各种综合医院，往返于不同的科室之间。而精神科医生所遇到的往往是具有多年的就诊经历、大量临床检查资料、用过多种药物甚至外科手术效果不佳的病例。目前，由于综合科医生对此类患者识别率较低，故常常造成对此类疾病诊断和治疗的延误。因此，提高当代各科医生对躯体形式障碍的识别能力无疑具有重要的现实意义。

此类病情通常女性居多，农村妇女尤为常见，起病年龄多在 30 岁以前。患者文化程度一般偏低，而暗示性较高。部分老年躯体形式障碍患者是老年期首次发病，部分则是青壮年发病延续至老年期。由于各国诊断标准不同，因此缺乏可比较的流行病学资料。在我国，有报道显示住院患者中疑病性神经症占各种疾病的 1% 。

在 ICD‐10 中，躯体形式障碍主要包括了 5 个亚型：躯体化障碍、疑病障碍、躯体形式的自主神经系统功能紊乱、持续的躯体形式的疼痛障碍和其他躯体形式障碍。

2. 病因

（1）遗传。现有的一些研究认为躯体形式障碍与遗传易感素质有关。既往的寄养子研究显示，遗传因素可能与功能性躯体症状的发病有关。有分析显示家庭遗传史与疼痛量呈正相关。但就目前的资料，尚不能做出遗传因素对此类疾病有影响力度的结论。

（2）个性特征。一些研究显示，躯体形式障碍患者多具有敏感多疑、自我中心、固执、易紧张、易烦恼、对健康过度关心、依赖性突出的神经质个性特征。他们更多地把注意力集中于自身的躯体不适及其相关事件上，导致感觉阈值降低，对躯体感觉的敏感性增加，易于产生各种躯体不适和疼痛。

（3）神经生物学。有研究发现，躯体形式障碍患者可能存在脑干网状结构的滤过功能障碍，使得患者的内激感增强，各种生理变化信息不断被感受，这些生理变化久而久之就可能被患者体会为躯体症状。另外，情绪冲突时体内的神经内分泌、自主神经及血液生化改变导致血管、内脏、器官、肌张力等改变，这些生理反应也可被患者感受为躯体症状。躯体性抑郁症患者脑脊液中的肾上腺素浓度较一般抑郁症患者低，且肾上腺素水平与病情严重程度呈负相关。检查证实躯体化障碍患者多伴有大脑半球双侧额叶的功能缺陷及非优势半球的功能减退。

（4）心理社会因素。家庭环境、教育因素（如父母或其他长辈对疾病的态度），文化程度的限制，社会环境对此类疾病缺乏足够的包容，负性生活事件的刺激及性别的差异（如女性相对比较敏感、多疑）等都可能是躯体化障碍的易患因素。

（5）医源性影响。医源性影响指错误的诊断、反复检查和长期未能确诊、错误的治疗，以及医生以不恰当的语言、表情、态度和行为对患者所产生的不良影响。上述行为均可强化患者的疑病观，使他们认为自己的疾病很重且难治。

（6）老年人躯体形式障碍的一些特有成因。①认识能力下降。有些老年人总要求自己的身体状况像年轻时一样旺盛和强壮，对生物性衰老、健康状况的"自然滑坡"认识不够，而对一些慢性病未引起足够重视，病情明显了才意识到，并由此产生恐病心理。②敏感多疑。老年人往往多思善虑，经常把自己身上的不适与医学科普文章上的种种疾病"对号入座"，并容易自以为是，而表现出高度的敏感、关切、紧张和恐惧等情绪。③环境的刺激。老年人经常去医院探望患者或参加追悼会，看到别人的疾患与去世，容易联想到自己。此外，患慢性病的老年人较多，家庭中的环境、气氛不和谐、劣性刺激及周围人群对自己病情的反应，哪怕一句话、一个动作、一个表情，都会使患者惶惶不安而产生恐病情绪。在求医过程中，也会产生一些刺激，如医生的诊断失误或治疗失当，或者医务人员使用不恰当的言语、态度和行为都可能促使老年人产生疑病观念。④从精神分析角度看，老年恐病症或疑病症倾向是一种自恋活动，从年轻时性爱指向他人到老年时转而指向自身，表现为对自身的过分关切和爱怜。据研究，老年妇女的疑病观念显著多于老年男性。⑤医疗思维模式的限制。在我国，受到五千年来中医传统诊疗方式的影响，中国人习惯主诉躯体症状而少谈心理感受。患者更可能因文化、政治或害怕背负"精神病"之种种压力而不愿提起心理问题。与许多发展中国家一样，由于环境、人口、医疗设备的限制，加上医生受生物医学模式的影响，过多地关注躯体症状并当作躯体疾病治疗而忽视心理症状，并缺乏经验和时间进行定期心理治疗，患者似乎只能以一些较为直接、易于接受的躯体症状作为主诉，使他们能在繁忙的医疗机构中得到最快捷的药物治疗。

3. 发病机制

由于躯体形式障碍是一个较新的概念，目前对其发病机制的研究主要集中在躯体化障碍和疑病症方面。许多研究结果显示，躯体形式障碍的病因是多因素的，其发病机制存在多种假说，目前接受度较高的有以下几种。

（1）获益机制理论。认为患者在有意识或无意识情况下将个人和社会烦恼或精神症状转化成躯体症状，从而通过变相发泄缓解情绪冲突，也可以通过呈现患病角色来回避不愿承担的责任并取得关心和照顾。

（2）性格特点。脆弱、敏感、多疑的人格特征及不良心境可影响认知过程，从而导致对感知的敏感和扩大化；还有部分患者存在述情障碍，即不善于用语言表达其深藏的感情、内心冲突及躯体不适，具备这些人格特征的患者出现躯体症状后容易诱发焦虑，而焦虑又可能导致更多的躯体不适或症状加重，增强了与疾病有关的联想和记忆及对自身健康的负性评价。这种恶性循环进一步加强认知，从而形成躯体形式障碍。

（3）社会心理因素。情绪的表达受特定的社会文化影响，无论在20世纪以前的西方社会，还是今天的发展中国家或发达地区的基层社会，负性情绪常常被看成是无能耻辱的表现，从而阻碍了该类情绪的直接表露，而躯体不适的主诉则更易于被接受。在这种文化背景下，患者会自觉或不自觉地掩饰、否认，甚至于不能感受到自己的情绪体验，而关注自身的躯体不适。尽管症状的发生和持续与不愉快的生活事件、困难、心理因素或内心冲突密切相关，但患者也常否认心理因素的存在，拒绝探讨心理病因的可能。

（4）神经心理机制。研究提示，躯体形式障碍的患者可能存在脑干网状结构注意和唤醒功能的改变、额颞-纹状体系统功能损害等，但目前对此尚无明确的定论，有待进一步的研究证实。

（5）神经生物学机制。研究发现，躯体性抑郁症患者脑脊液中，肾上腺素浓度较一般抑郁症患者低，且肾上腺素水平与病情严重程度呈负相关关系。

4. 临床表现

躯体形式障碍患者的躯体症状可涉及全身各个系统，可有多种症状同时存在。不同临床类型虽各有其相应的突出表现，但经医学检查不能发现器质性病变的证据；或虽有器质性病变存在，但患者的不适体验要比存在的病理改变可引起的症状严重得多，无论在症状的持续或严重程度上都很不相称。各种医学检查阴性的结果、医生的解释或劝告，均不能打消患者的疑虑，患者过分地关注躯体疾病并深感痛苦，有频繁的就医史，常伴有明显的焦虑和抑郁，社会功能常受到损害。有证据表明，其躯体症状的发生、持续和加剧与心理因素有密切联系。

在 ICD－10 和 CCMD－3 中，躯体形式障碍包括躯体化障碍、未分化的躯体形式障碍、疑病障碍、躯体形式的自主神经功能紊乱、躯体形式的疼痛障碍等。

（1）躯体化障碍。躯体化障碍（somatization disorder），又称为 Briquet 综合征，主要特征为复杂的、多部位的、多样的，反复出现，经常变化，查无实据的躯体症状表现；它可涉及任何器官和功能，可以模拟任何一种疾病表现。常于 30 岁前起病，病程至少持续 2 年以上。病程长者常伴显著的社会功能损害。常见的躯体症状归纳如下。①疼痛。疼痛为一组经常存在的症状，部位涉及广泛，可以是头部、颈部、腹部、背部、关节、四肢、胸部、直肠等各种性质的疼痛，部位不固定于某一处，疼痛一般不很强烈，与情绪状况有关，情绪好时可能不痛或疼痛减轻。可发生于月经期、性交和排尿时。②胃肠道症状。胃肠道症状为常见症状，可表现为嗳气、反酸、恶心、呕吐、腹痛、腹胀、腹泻、便秘等多种症状。有的患者可对某些食物感到特别不适。胃肠道检查有时仅见浅表性胃炎或肠道易激惹综合征。③泌尿生殖系统。泌尿生殖系统常见的症状有尿频、排尿困难、尿潴留；生殖器或其周围不适感；性功能障碍，可见性冷淡、勃起或射精障碍；月经紊乱、经血过多；异常的或大量的阴道分泌物等。④呼吸、循环系统。呼吸、循环系统症状如气短、胸闷、胸痛、心前区不适或心悸等。⑤假性神经系统症状。假性神经系统症状常见的有共济失调、肢体瘫痪或无力、抽搐、吞咽困难或咽部梗阻感、触觉或痛觉缺失、失音、失明、失聪、复视及异样的皮肤感觉（如瘙痒、烧灼感、刺痛等）。但神经系统检查不能发现相应的神经系统器质性损害证据或阳性体征。

（2）未分化躯体形式障碍。未分化躯体形式障碍（undifferentiateds omatoform disorder）患者常主诉一种或多种躯体症状，症状具有多样性、变异性的特点。其临床表现类似躯体化障碍，但构成躯体化障碍的典型性不够，其症状涉及的部位不如躯体化障碍广泛，也不那么丰富。病程在半年以上，但不足2年。患者感到痛苦，有显著的社会功能障碍。常见的症状有疲乏无力、食欲缺乏以及胃肠道或泌尿系统不适。

（3）疑病症。疑病症（hypochondriasis）又称疑病障碍，是一种以担心或相信自己患严重躯体疾病的持久性优势观念（疑病观念）为基本特征的躯体形式障碍。主要临床表现是患者对自身健康或疾病过分担心，害怕自己患了某种严重疾病，或认为自己已经患了严重疾病而感到十分烦恼。其烦恼的严重程度与患者的实际健康状况很不相称。有的患者确实存在某些躯体疾病，但不能确切解释患者所述症状的性质、程度或患者的痛苦与优势观念。这类患者常有敏感多疑、对健康过分关切并要求较高的个性特征，对自己身体的变化特别警觉，身体功能任何微小变动如心跳、腹胀等都会引起患者注意，并不自觉地夸大或曲解，成为患严重疾病的证据。在警觉水平提高的基础上，一般轻微的感觉也会引起患者明显不适或严重不安而感到难以忍受，从而使患者确信自己患了某种严重疾病，作出疑病性解释。

尽管各种检查结果并不支持患者的揣测，医生也耐心解释、再三保证患者没有严重疾病，但患者对检查结果的可靠性往往持怀疑态度，对医生的解释感到失望，仍坚持自己的疑病观念，继续到各医院反复要求检查或治疗。由于患者的注意力全部或大部分集中于健康问题，以致学习、工作、日常生活和人际交往常受到明显影响。多数患者伴焦虑与抑郁情绪。

对身体畸形（虽然根据不足甚至毫无根据）的疑虑或先占观念也属于本症。躯体变形障碍患者大多数是处于青春期的青少年或年轻的成年人，50岁以上的老年人很少首次发病。他们坚信自己身体的某一部位是畸形或丑陋的，并且很明显地令人尴尬。最常见的部位是鼻子、眼睑、面部和其他部位及女性的胸部，但客观上并没有或只有微不足道的异常。但不管何种情况，患者的疑病观念从未达到荒谬、妄想的程度。

老年疑病症患者求医时会不厌其烦地诉说病情，甚至喋喋不休，从病因、首发症状、部位到就医经过，均一一介绍，怕自己说漏一些信息，唯恐医生疏忽大意。患者对自身的疾病十分忧虑，甚至会达到恐慌的程度，别人劝得越多，疑病就越重。医生的再三解释和保证甚至会使者认为医生有故意欺骗和隐瞒行为，引发医患纠纷。

（4）躯体形式的疼痛障碍。躯体形式的疼痛障碍（somatoform pain disorder）又称心因性疼痛（psychogenic pain），指那些不是由于任何躯体或特殊精神障碍所引起的慢性的、持续的、严重的疼痛，其严重性导致患者痛苦或社会功能受损，并且可能没有器质性的病理基础，也无导致疼痛的相应病理生理机制。即使存在相关的器质性病理基础，疼痛或其所致的社会或职业损害也超过了躯体问题可能导致的程度。可以肯定情绪冲突或心理社会问题是导致疼痛发生的直接原因，并与疼痛的持续存在和加重恶化密切相关。病程常迁延，持续 6 个月以上。

其主要临床特征是主诉疼痛。患者的身体任何部位均可发生疼痛，但典型的疼痛是头痛、非典型面部痛苦、腰背痛和慢性的盆腔痛，疼痛可位于体表、深部组织或内脏器官，性质可为模糊的钝痛、胀痛、酸痛或锐痛。

发病高峰年龄为 30～50 岁，女性多见，约 2 倍于男性；体力劳动者居多；有家族聚集倾向。患者常反复就医，往往使用过多种药物治疗、物理治疗甚至外科手术治疗，但均未能取得确切效果，有的甚至导致镇静、止痛药物依赖，多伴有焦虑、抑郁和失眠。

一些特殊的疼痛障碍有：①头痛。头痛常表现为慢性或反复发作的头痛，最普遍的为紧张性头痛，患者自觉头的周围有钝性的压迫或紧箍的感觉；通常持续时间短暂，用止痛剂或经一夜良好的睡眠后可缓解，但偶尔头痛也可能是持续不间断的。可伴抑郁、焦虑症状。②面部痛。无躯体原因的面部痛常见的是颞颌关节附近的钝痛和"不典型"面部痛。后者是一种更深部的疼痛或搏动性疼痛。这两种患者通常不愿就诊精神科，但即使患者没有抑郁症状，抗抑郁治疗也能缓解其症状。行为治疗对某些患者有效。③背痛。背痛多数为急性、短暂性疼痛，也有约2%的患者的疼痛会持续半年以上，可导致社会功能严重受损。此类症状在国外多见报道，且多为中老年女患者。④慢性盆腔痛。盆腔痛是女性到妇产科就诊的最常见原因。尽管查不出病因，但疼痛往往会持续存在，心理因素往往是病因和导致功能障碍的重要因素。认知行为干预对某些患者有效。

（5）躯体形式自主神经功能紊乱。躯体形式自主神经功能紊乱是一种主要受自主神经支配与控制的器官或系统发生躯体障碍所致的神经症样综合征。常涉及的系统为心血管、胃肠道、呼吸、泌尿生殖系统等。常表现为：胸痛或心前区不适；嗳气、呃逆、肠鸣、腹胀、大便次数增加；呼吸困难或过度换气；尿频或排尿困难，生殖器或其周围不适感等。常伴自主神经兴奋为基础的客观体征，如心悸、出汗、口干、脸红（或潮红）、颤抖等；患者坚持把这些症状归于特定器官或系统（与自主神经症状相同的系统）患了严重的疾病，由此而倍感痛苦，但所诉器官的结构和功能并无器质性病变的证据，医生的反复保证和解释也无济于事。临床常见的本组障碍包括：心脏神经症、胃神经症、心因性肠胀气、肠易激惹综合征、腹泻综合征、心因性咳嗽和过度换气的各种形式、心因性尿频和排尿困难、心因性瘙痒症、心因性痛经等。有人认为以下障碍也属本类："癔症球"（咽喉部哽咽感引起吞咽困难）以及其他形式的吞咽困难、心因性斜颈及其他痉挛性障碍、磨牙等。

5．治疗

躯体形式障碍患者的治疗相对较困难，应采取综合性治疗措施，包括心理治疗、药物治疗、物理治疗、中医治疗等手段都可以联合使用，但必须注意个体化。

（1）心理治疗。心理治疗是躯体形式障碍的主要治疗形式，但是单纯心理治疗起效较慢，药物等治疗措施应同步进行。心理治疗的目的在于让患者逐渐了解所患疾病的性质，改变其错误的观念，解除或减轻精神因素的影响，使患者对自己的身体情况与健康状态有一个相对正确的评估。患者常常拒绝接受症状的实质在于心理问题，故以提高认知为目的的心理治疗可以帮助患者探究并解决引起症状的内心冲突。但有的患者对这种治疗有抗拒。

目前常用的心理治疗有支持性心理治疗、认知疗法、认知行为治疗、精神动力疗法、森田疗法、环境及家庭治疗、催眠暗示疗法等。研究表明，认知行为治疗是目前最为理想的方法。

（2）药物治疗。躯体形式障碍患者常伴发焦虑、抑郁情绪，并与躯体症状互为因果，形成恶性循环。使用抗焦虑药物、抗抑郁药物以及改善睡眠的药物，可切断恶性循环链，通过改善焦虑或抑郁，从而进一步改善认知。

①SNRI。如盐酸文拉法辛和度洛西汀。这类药物具有双通道阻滞作用，改善躯体症状的效果得到了广大精神科医生的认同。但由于其胃肠道副反应较大，老年人一般不推荐使用。文拉法辛由于具有升高血压的副反应，对合并高血压的患者有一定的使用限制。

②SSRI。以氟西汀为代表的 SSRI 类药物对改善抑郁、焦虑情绪有较好的疗效，但对躯体化症状的疗效劣于 SNRI，较适合老年人的有西酞普兰、舍曲林和氟西汀。

③其他。如新型抗抑郁剂草酸艾司西酞普兰，其具有 5－羟色胺转运蛋白的双作用机制，起效快，疗效较好，副反应较小，适合老年人使用。

④增效剂。在药物达到治疗剂量及足够疗程后，症状仍未完全缓解，或药物还没达到有效剂量，但由于副反应或其他原因不能继续加药时，可加用增效剂。增效剂的选用不仅可增强基础药物的疗效，还可避免换药或加药带

来的风险。常用的增效剂有非典型抗精神病药、情感稳定剂、谷维素、叶酸、甲状腺素等。需要注意的是，非典型抗精神病药和情感稳定剂宜小剂量服用。

⑤促眠药。失眠是躯体形式障碍患者较常见的伴发症状，是使躯体症状加重的恶性循环中重要的一环。常用的促眠药有苯二氮䓬类药物（如阿普唑仑、氯硝西泮等）和非苯二氮䓬类药物（如思诺思和佐匹克隆）。在老年人的使用中应注意避免跌倒、过度镇静等现象。

总之，老年患者的用药应掌握单药治疗、小量起步、缓慢递增的原则，密切观察药物副反应，避免给患者增添新的心理负担。

（3）其他治疗。有研究证明，针灸对 4/5 的慢性疼痛患者有效。经对照研究显示，皮神经刺激术不仅可起安慰、暗示效应，低频率刺激可通过内啡肽起作用，高频率刺激通过 5 - HT 起作用。

生物反馈及其他全身放松治疗技巧均可帮助患者放松，控制焦虑、疼痛等症状。

其他如频谱治疗、按摩治疗、体外反搏治疗等，对慢性疼痛治疗也是行之有效的。

无抽搐电休克对部分难治患者可能有效。治疗机制尚不十分清楚，一些机制认为它可以调节脑内单胺类之间的平衡，通过调整神经症患者的单胺类水平而达到治疗目的。2005 年，国内李武对躯体形式障碍患者进行无抽搐电休克治疗有一定的疗效。但其具体作用机制及远期疗效尚有待于进一步研究。

中医中药治疗中，理疗、火罐术、中草药、太极、气功等对部分患者有效，保健气功锻炼是一种自我调节和放松训练的好方法，这些均可用于治疗焦虑症状明显的患者。

6. 预后

自躯体形式障碍被明确分类以来，虽日渐受到关注，但有关躯体形式障碍的预后仍没有系统的观察报告。现有的研究发现，躯体形式障碍患者起病年龄大多较早，女性较男性多，病情多迁延，常为慢性波动性病程。除少数急性起病、早期获得恰当治疗的患者外，预后大多欠佳；尤其是起病缓慢、病程持续 2 年以上者，预后较差。这在老年患者中更为明显。

有人认为，有明显精神诱发因素、急性起病、相对年轻、有较好的社会经济状况、与某一躯体疾病相伴出现、病程在 3 年以内、伴有焦虑与抑郁情绪、无严重人格缺陷、不存在继发性获益等患者预后良好，这部分患者社会功能也受损，但仍保留相当的工作、学习和生活能力。

时至今日，许多精神疾病的病因未被阐明，其中也包括躯体形式障碍。在生活和工作实践中，专业工作者对许多精神疾病不断地细致观察，形成了一些朴素的观念，认识到许多精神疾病是人类个体与社会或自然环境互相作用产生的反常结果。通常情况下，虽然外在条件相似，但疾病发生可截然不同，提示个体特性在疾病发生中具有重要地位。因此，保持机体整体的健康状态、培养健康个性以防止疾病发生，认识和妥善处置躯体症状和心理痛苦之间的联系，在改善精神疾病包括躯体形式障碍的预后上是非常关键的。

第四章　老年残疾人康复的护理工作

老年人口残疾化和残疾人老龄化的现实与趋势，迫切要求中国加快解决老年残疾人康复服务问题。康复服务需求与康复服务利用状况是老年残疾人康复服务问题的重要方面之一。客观把握老年残疾人整体的康复服务需求和老年残疾人不同特征子群体的康复服务需求，深入考察老年残疾人整体的康复服务利用情况和老年残疾人不同特征子群体的康复服务利用状况，分析影响老年残疾人康复服务供给的相关因素，探究完善老年残疾人康复服务的路径与对策以切实保障老年残疾人的康复权益，具有重要的理论意义和现实意义。深入研究老年残疾人康复服务问题，为推动中国残疾人康复服务保障的改革与完善提供理论参考和政策依据，将有助于老年残疾人提升生活质量、增进社会融入和共享经济社会发展成果；有助于加快推进残疾人社会保障体系和服务体系建设、实现残疾人"人人享有康复服务"的战略目标。

第一节　老年残疾人康复服务需求分析

老年残疾人的康复服务需求状况是关系到老年残疾人康复服务利用状况分析和优化老年残疾人康复服务路径对策的重要前提。本节主要利用第二次全国残疾人抽样调查等相关数据，通过定性与定量分析相结合的方法，对老年残疾人整体的康复服务需求和老年残疾人不同特征子群体的康复服务需求状况进行分析。

一、老年残疾人整体的康复服务需求分析

康复服务需求具有类别化的特征，表现为群体具有某些相同指向的需求。主要利用第二次全国残疾人抽样调查相关数据，从主要康复服务需求内容、需求偏好及康复服务需求特征方面，对老年残疾人整体的康复服务需求状况进行分析。

（一）康复服务需求概况

第二次全国残疾人抽样调查数据显示，老年残疾人的基本需求涵盖了 13 个项目，这些项目大多与康复服务内容相关。其中医疗服务与救助、贫困救助与扶持、康复训练与服务、辅助器具、生活服务、无障碍设施、信息无障

碍、文化服务、教育费用补助或减免、就业安置或扶持、职业教育与培训等项目与康复服务的联系更为紧密。数据分析表明，老年残疾人在医疗服务与救助、贫困救助与扶持、康复训练与服务、辅助器具、生活服务方面的需求相对较高，相应比例分别在 20% ~ 75%，而其余项目的需求很小，比例均在 4% 以下。具体而言，老年残疾人中，有医疗服务与救助需求的占 74.68%，接近 3/4；有贫困救助与扶持需求的超过 60%；有辅助器具需求的接近 1/2；有生活服务、康复训练与服务需求的相应比例分别为 20.55% 和 23.19%；无障碍设施、文化服务、信息无障碍三项需求所占比例不高，处于 1% ~ 4%。教育费用补助或减免、就业安置或扶持、职业教育与培训等方面的需求较低，均在 0.6% 以下。

全国老年残疾人康复服务需求状况见表 4 - 1。

表 4 - 1　全国老年残疾人康复服务需求状况

需求内容	人次（人）	比例（%）	排位
医疗服务与救助	63675	74.68	1
贫困救助与扶持	52631	61.73	2
辅助器具	41862	49.10	3
康复训练与服务	19768	23.19	4
生活服务	17519	20.55	5
无障碍设施	2896	3.40	6
文化服务	1286	1.51	9
信息无障碍	1058	1.24	10
就业安置或扶持	509	0.60	12
教育费用补助或减免	176	0.21	13
职业教育与培训	29	0.03	14
法律援助与服务	1051	1.23	11
不选择	2651	3.11	7
其他	1646	1.93	8

从老年残疾人的康复服务需求构成来看，在所有需求项目中，医疗服务与救助、贫困救助与扶持、康复训练与服务、辅助器具、生活服务五项需求所占比重的总和约为 94.53%，成为老年残疾人康复服务需求的主体内容。

全国老年残疾人主要康复服务需求构成见表4-2。

表4-2　全国老年残疾人主要康复服务需求构成

需求内容	人次（人）	比重（%）
医疗服务与救助	63675	30.80
贫困救助与扶持	52631	25.46
辅助器具	41862	20.25
康复训练与服务	19768	9.56
生活服务	17519	8.47

（二）康复服务需求特征

数据分析表明，与其他年龄段残疾人相比，在医疗服务与救助、贫困救助与扶持、辅助器具、生活服务、无障碍设施和信息无障碍需求项目中，老年残疾人占总需求人口的比重最高，均在48%以上。其中，辅助器具、无障碍设施、信息无障碍、医疗服务与救助、生活服务需求项目中的老年残疾人占总需求人群的一半以上，前三项的相应比例更超过60%。而处于被抚养阶段的0～14岁残疾人，在教育费用补助或减免需求中所占比重最高，占总需求人群的57.16%，超过半数；在职业教育与培训和就业安置或扶持项目中，处于劳动年龄的15～59岁残疾人的需求较为强烈，该群体占总需求人口的比重分别为74.35%和93.73%；与这两个年龄段人群相比，老年残疾人对上述三项康复服务的需求较低，相应比重均在7%以下。

全国分年龄残疾人康复服务需求状况见表4-3。

表4-3　全国分年龄残疾人康复服务需求状况

需求项目	0～14岁		15～59岁		60岁及以上		合计人次（人）
	人次（人）	比例（%）	人次（人）	比例（%）	人次（人）	比例（%）	
医疗服务与救助	5162	4.37	49339	41.75	63675	53.88	118176
辅助器具	1178	1.89	19330	30.99	41862	67.12	62370
康复训练与服务	4045	9.00	21114	47.00	19768	44	44927
贫困救助与扶持	4015	3.72	51254	47.50	52631	48.78	107900
生活服务	987	3.07	13616	42.39	17519	54.54	32122

需求项目	0~14 岁		15~59 岁		60 岁及以上		合计人次（人）
	人次（人）	比例（%）	人次（人）	比例（%）	人次（人）	比例（%）	
教育费用补助或减免	1636	57.16	1050	36.69	176	6.15	2862
职业教育与培训	424	24.01	1313	74.35	29	1.64	1766
就业安置或扶持	0	0	7604	93.73	509	6.27	8113
无障碍设施	43	0.97	1484	33.55	2896	65.48	4423
信息无障碍	41	2.41	606	35.54	1058	62.05	1705
文化服务	693	20.61	1384	41.15	1286	38.24	3363
其他	175	5.42	1409	43.62	1646	50.96	3230

老年残疾人的康复服务需求类型见表 4-4。

表 4-4 老年残疾人的康复服务需求类型

需求类型	人次（人）	比重（%）
医疗服务与救助	63675	30.80
辅助器具	41862	20.25
康复训练与服务	19768	9.56
医疗康复合计	125305	60.61
教育费用补助或减免	176	0.09
职业教育与培训	29	0.01
就业安置或扶持	509	0.25
教育与职业康复合计	714	0.35
贫困救助与扶持	52631	25.46
生活服务	17519	8.47
文化服务	1286	0.62
无障碍设施	2896	1.40
信息无障碍	1058	0.51
社会康复合计	5240	36.46

再者，老年残疾人的康复服务需求表现出全方位、集中性的特点。如果把 11 个康复服务需求项目细分为医疗康复项目、职业康复项目、教育康复项目和社会康复项目四个康复服务需求类型，则可发现老年残疾人的康复服务需求虽然包含了以上所有方面，但仍以医疗康复服务需求为首，社会康复服务需求次之，职业康复与教育康复服务需求则较低。老年残疾人兼具年龄与残疾双重弱势，属于劣势叠加群体，因此迫切需要最基本康复服务需求的满足。医疗服务与救助、辅助器具、康复训练与服务等医疗康复项目是克服残障困难的最低要求，而贫困救助与扶持、生活服务、无障碍设施、信息无障碍、文化服务等社会康复项目是能使老年残疾人维持和融入基本社会生活的起码条件。数据分析显示，老年残疾人的医疗康复服务需求约占所有需求项目总和的 60.61%；社会康复服务需求比重也较高，为 36.46%；而其职业康复服务需求（就业安置或扶持、职业教育与培训）与教育康复服务需求（教育费用补助或减免）所占比重均在 0.3% 以下，二者比重合计仅为 0.35%。因此，医疗康复服务需求和社会康复服务需求成为老年残疾人的主要康复服务需求类型。值得注意的是，无障碍设施、文化服务、信息无障碍三项需求所占比重均在 1.5% 以下，三者比重合计仅为 2.53%。尽管这一部分的社会康复服务需求还不高，但它表明老年残疾人要求提高生活质量和重视社会参与的意识已经显现。

二、老年残疾人不同特征子群体的康复服务需求分析

康复服务需求具有差异化的特征，表现为若干个体或群体与另外一些个体或群体具有某些不同指向的需求。老年残疾人不同特征子群体的康复服务需求有着各自的特征。不同年龄段、不同性别、不同残疾类别、分城乡与分地区老年残疾人的康复服务需求存在比较明显的类别化差异。主要利用第二次全国残疾人抽样调查相关数据，通过定性与定量分析相结合的方法，对老年残疾人不同特征子群体的康复服务需求状况进行分析。

（一）分年龄老年残疾人的康复服务需求

1. 分年龄老年残疾人的主要康复服务需求

分年龄老年残疾人中，有医疗服务与救助需求的超过 73%；有贫困救助与扶持需求的高于 58%；有辅助器具需求的在 44% 以上；有生活服务、康复训练与服务需求的相应比例均超过 20%。无障碍设施、文化服务、信息无障碍三项需求所占比例不高，为 1%~4%。教育费用补助或减免、就业安置或扶持、职业教育与培训等方面的需求较低，尚不足 1%。

分年龄老年残疾人的康复服务需求情况见表4-5。

表4-5 分年龄老年残疾人的康复服务需求情况

需求项目	60~69岁		70~79岁		80岁及以上	
	人次（人）	比例（%）	人次（人）	比例（%）	人次（人）	比例（%）
医疗服务与救助	21953	75.90	27808	74.59	13914	73.02
辅助器具	12740	44.05	18788	50.40	10334	54.23
康复训练与服务	7602	26.28	8328	22.34	3838	20.14
贫困救助与扶持	19120	66.10	22434	60.18	11077	58.13
生活服务	5856	20.25	7487	20.08	4176	21.91
教育费用补助或减免	73	0.25	74	0.20	29	0.15
职业教育与培训	11	0.04	14	0.04	4	0.02
就业安置或扶持	266	0.92	175	0.47	68	0.36
法律援助与服务	442	1.53	424	1.14	185	0.97
无障碍设施	871	3.01	1310	3.51	715	3.75
信息无障碍	349	1.21	457	1.23	252	1.32
文化服务	475	1.64	577	1.55	234	1.23
其他	572	1.98	696	1.87	378	1.98

从各年龄段老年残疾人的需求项目构成情况来看，60~69岁低龄老年残疾人对医疗服务与救助、贫困救助与扶持、辅助器具、康复训练与服务、生活服务项目的需求比重总和为94.75%；70~79岁中龄老年残疾人对上述五项的需求比重总和为94.47%；80岁及以上高龄老年残疾人对上述五项需求的比重总和为94.36%。

分年龄老年残疾人的康复服务需求构成情况见表4-6。

表4-6 分年龄老年残疾人的康复服务需求构成情况

需求项目	60~69岁		70~79岁		80岁及以上	
	人次（人）	比重（%）	人次（人）	比重（%）	人次（人）	比重（%）
医疗服务与救助	21953	30.92	27808	30.96	13914	30.29

需求项目	60~69 岁		70~79 岁		80 岁及以上	
	人次（人）	比重（%）	人次（人）	比重（%）	人次（人）	比重（%）
贫困救助与扶持	19120	26.93	22434	24.98	11077	24.12
辅助器具	12740	17.94	18788	20.92	10334	22.5
康复训练与服务	7602	10.71	8328	9.27	3838	8.36
生活服务	5856	8.25	7487	8.34	4176	9.09
合计		94.75		94.47		94.36

从康复类型来看，分年龄老年残疾人的康复服务需求虽然包含了医疗康复项目、职业康复项目、教育康复项目和社会康复项目四个类型，但仍以医疗康复服务需求为首，社会康复服务需求次之，职业康复与教育康复服务需求则较低。

2. 分年龄老年残疾人的康复服务需求偏好

低龄、中龄与高龄老年残疾人的前五项康复服务需求均集中在医疗服务与救助、贫困救助与扶持、辅助器具、康复训练与服务、生活服务项目，但不同年龄段老年残疾人在上述五项需求的排位并不一致，显示出需求偏好的年龄段选择特征。

分年龄老年残疾人的康复服务需求排位见表4-7。

表4-7 分年龄老年残疾人的康复服务需求排位

需求排位	60~69 岁需求项目	70~79 岁需求项目	80 岁及以上需求项目
第一位	医疗服务与救助	医疗服务与救助	医疗服务与救助
第二位	贫困救助与扶持	贫困救助与扶持	贫困救助与扶持
第三位	辅助器具	辅助器具	辅助器具
第四位	康复训练与服务	康复训练与服务	生活服务
第五位	生活服务	生活服务	康复训练与服务

3. 分年龄老年残疾人对具体康复服务项目的需求过程

就医疗服务与救助而言，60～69 岁低龄老年残疾人对该项目的需求程度相对最高，其需求比例超过 3/4，分别高于中龄与高龄老年残疾人相应水平约 1.3 个百分点和 2.9 个百分点。低龄老年残疾人对贫困救助与扶持的需求程度相对最高，其需求比例接近 2/3，分别高于中龄与高龄老年残疾人相应水平。低龄老年残疾人对康复训练与服务的需求程度相对最高，其需求比例超过 1/4，分别高于中龄与高龄老年残疾人相应水平。高龄老年残疾人对辅助器具的需求程度相对最高，其需求比例超过 54%，分别高于中龄与低龄老年残疾人相应水平。高龄老年残疾人对生活服务的需求程度相对最高，其需求比例接近 22%，分别高于中龄与低龄老年残疾人相应水平。

分年龄老年残疾人的康复服务需求状况如图 4 - 1 所示。

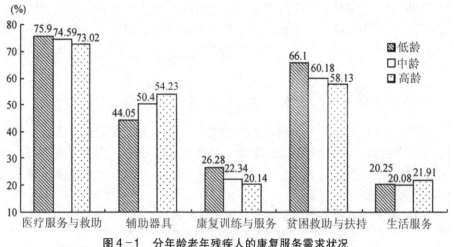

图 4 - 1　分年龄老年残疾人的康复服务需求状况

4. 分年龄老年残疾人在各康复服务需求项目中的地位

从前五项康复服务需求各项目中不同年龄段老年残疾人构成状况看，中龄与低龄老年残疾人成为医疗服务与救助、贫困救助与扶持、辅助器具、康复训练与服务、生活服务等项目的需求主体，两类老年残疾人在以上需求项目中所占的比重均为 30%～45%，但高龄老年残疾人在上述五项需求所占的比重不低，为 19%～25%。具体而言，在医疗服务与救助项目中，低龄、中龄与高龄老年残疾人的比重分别为 34.48%、43.67% 和 21.85%，前两类老年残疾人所占比重总和约为 78.15%；在辅助器具项目中，低龄、中龄与高龄老年残疾人的比重分别为 30.43%、44.88% 和 24.69%，前两类老年残疾人所占比重总和约为75.31%；在康复训练与服务项目中，低龄、中龄与高龄老年残疾人的比重分别为38.46%、42.13%和19.42%，前两类老年残疾人所占比重总和约为80.59%；在贫困救助与扶持项目中，低龄、中龄与高龄老年残疾人的比重分别为36.33%、42.63%和21.05%，前两类老年残疾人所占比重总和约为78.96%；在生活服务项目中，低龄、中龄与高龄老年残疾人的比重分别为33.43%、42.74%和23.84%，前两类老年残疾人所占比重总和约为76.17%。

各康复服务需求项目中的分年龄老年残疾人构成见表4-8。

表4-8　各康复服务需求项目中的分年龄老年残疾人构成

需求类别	合计人次（人）	60～69岁		70～79岁		80岁及以上	
		人次（人）	比例（%）	人次（人）	比例（%）	人次（人）	比例（%）
医疗服务与救助	63675	21953	34.48	27808	43.67	13914	21.85
辅助器具	41862	12740	30.43	18788	44.88	10334	24.69
康复训练与服务	19768	7602	38.46	8328	42.13	3838	19.42
贫困救助与扶持	52631	19120	36.33	22434	42.63	11077	21.05
生活服务	17519	5856	33.43	7487	42.74	4176	23.84

（二）分性别老年残疾人的康复服务需求

从分性别老年残疾人的各需求项目比重来看，医疗服务与救助、贫困救助与扶持、辅助器具、康复训练与服务、生活服务项目的相应比例较高，均在19%～77%，其余需求项目的比例很小，均在4%以下。具体而言，在男性老年残疾人中，需求医疗服务与救助的比例超过70%，需求贫困救助与扶持的比例为60.12%，需求辅助器具的比例均超过1/2，康复训练与服务、生活服务项目的需求均在20%左右；在女性老年残疾人中，需求医疗服务与救助的比例超过3/4，需求贫困救助与扶持的比例超过60%，需求辅助器具的比例为46.55%，康复训练与服务、生活服务项目的需求均在21%以上。分性别老年残疾人的无障碍设施、文化服务、信息无障碍三项需求所占比例不高，处于1%～4%。教育费用补助或减免、就业安置或扶持、职业教育与培训等方面的需求较低，均在0.8%以下。

从分性别老年残疾人的需求项目构成情况来看，在男性老年残疾人中，医疗服务与救助、贫困救助与扶持、辅助器具项目的需求比重均超过20%，康复训练与服务、生活服务项目需求均在8%以上，医疗服务与救助需求比重最高，达30.05%，此五项需求的比重总和约为94.26%；在女性老年残疾人中，医疗服务与救助、贫困救助与扶持项目的需求均超过1/4，辅助器具项目的需求接近20%，康复训练与服务、生活服务项目需求均在8%以上，医疗服务与救助需求所占比重最高，为31.46%，此五项需求的比重总和约为94.77%。

分性别老年残疾人的康复服务需求项目构成情况见表4-9。

表4-9　分性别老年残疾人的康复服务需求项目构成情况

需求类别	男性		女性	
	人次（人）	比例（%）	人次（人）	比例（%）
医疗服务与救助	29350	30.05	34325	31.46
贫困救助与扶持	24241	24.82	28390	26.02
辅助器具	20943	21.44	20919	19.18
康复训练与服务	9614	9.84	10154	9.31
生活服务	7916	8.11	9603	8.80
合计		94.26		94.77

三、小结

从老年残疾人整体的康复服务需求情况来看，医疗服务与救助、贫困救助与扶持、康复训练与服务、辅助器具、生活服务需求成为老年残疾人康复服务需求的主体内容，依次列于第一位至第五位。老年残疾人康复服务需求的基本特征体现为三个方面：其一，老年残疾人的年龄特征影响着其需求特点，老年残疾人与残疾儿童、劳动年龄段残疾人的康复服务需求有着明显的区分；其二，虽然老年残疾人的康复服务需求与残疾、年龄两个方面相关，但在某种程度上残疾特征与需求特征之间的联系更为紧密；其三，老年残疾人的康复服务需求表现出全方位、集中性的特点。从康复类型来看，老年残疾人整体的康复服务需求虽然涵盖了医疗康复项目、职业康复项目、教育康复项目和社会康复项目四个类型，但仍以医疗康复服务需求为首，医疗康复与社会康复服务需求为主，职业康复与教育康复服务需求则较低。

第二节　老年残疾人的康复服务利用状况分析

老年残疾人康复服务利用状况包含老年残疾人接受康复服务状况和对康复服务需求的满足状况两个层面。本节主要利用第二次全国残疾人抽样调查数据及相关资料，分析考察老年残疾人整体的康复服务利用状况和老年残疾人不同特征子群体（分年龄、分性别）的康复服务利用状况。

一、老年残疾人整体的康复服务利用状况

（一）接受康复服务概况

根据第二次全国残疾人抽样调查数据分析，老年残疾人接受各项服务的比例均较低，处于38%以下，而未接受过任何康复服务的老年残疾人竟高达54.18%。其中老年残疾人在医疗服务与救助、贫困救助与扶持、康复训练与服务、辅助器具、生活服务方面接受康复服务的比例相对较高，相应比例均在5%~38%，而其余项目的比例很小，均在3%以下。具体而言，老年残疾人中，接受医疗服务与救助的占37.03%，相对最高；接受贫困救助与扶持、辅助器具、生活服务、康复训练与服务的相应比例均在10%以下。接受无障碍设施、文化服务、信息无障碍三项康复服务的比例不高，处于2%之下。接受就业安置或扶持、职业教育与培训、教育费用补助或减免三项康复服务所占比重较低，均不足0.4%。从排位上看，老年残疾人接受医疗服务与救助、贫困救助与扶持、辅助器具、康复训练与服务、生活服务的比例排位依次分列第一位至第五位。从老年残疾人接受康复服务的构成状况来看，在所有服务项目中，医疗服务与救助、贫困救助与扶持、康复训练与服务、辅助器具、生活服务五项康复服务所占比重的总和约为52%，成为老年残疾人接受康复服务的主体项目；医疗服务与救助占所有接受康复服务的比重为28.40%，成为最主要的接受康复服务项目。

全国老年残疾人接受康复服务状况见表4-10。

表4-10　全国老年残疾人接受康复服务状况

项　　目	人次（人）	构成（%）	比例（%）	排序
医疗服务与救助	31572	28.40	37.03	1
贫困救助与扶持	8161	7.34	9.57	2
辅助器具	7589	6.83	8.90	3

续表

项　　目	人次（人）	构成（%）	比例（%）	排序
康复训练与服务	6600	5.94	7.74	4
生活服务	5084	4.57	5.96	5
教育费用补助或减免	97	0.09	0.11	12
职业教育与培训	66	0.06	0.08	13
就业安置或扶持	255	0.23	0.30	11
法律援助与服务	319	0.29	0.37	10
无障碍设施	1113	1.00	1.31	8
信息无障碍	643	0.58	0.75	9
文化服务	1610	1.45	1.89	7
其　　他	1851	1.67	2.17	6
不　选　择	46196	41.56	54.18	
合　　计	111156	100		

与其他年龄段残疾人相比，医疗服务与救助、辅助器具和生活服务项目的提供更偏重于老年残疾人，上述项目中老年残疾人所占比重相对最高，分别为51.59%、59.34%和53.52%。而康复训练与服务、贫困救助与扶持项目的提供更倾向于15～59岁劳动年龄段残疾人，上述项目中老年残疾人所占比重分别低于前者约3.5个百分点和18个百分点。

从针对老年残疾人的康复服务提供类型看，在十多个接受康复服务项目中，医疗康复项目所占比重相对最高，社会康复项目次之，职业康复与教育康复项目所占比重极低。医疗服务与救助、辅助器具、康复训练与服务三种医疗康复服务占所有提供服务的41.17%左右；职业康复与教育康复二者比重合计尚不足0.4%，其中就业安置或扶持、职业教育与培训、教育费用补助或减免三项康复服务所占比重均在0.3%以下；贫困救助与扶持、生活服务、无障碍设施、文化服务、信息无障碍等社会康复服务占所有提供服务的15%左右，其中无障碍设施、文化服务、信息无障碍三者比重合计不足4%。综上可见，面向老年残疾人的康复服务提供类型，偏重于以医疗康复服务为主，社会康复服务提供略显不足，特别是相对忽视提供能够改善和促进残疾人社会参与融入的部分社会康复服务。

分年龄残疾人接受康复服务总体情况见表4-11。

表 4 - 11　　分年龄残疾人接受康复服务总体情况

项目	0~14 岁		15~59 岁		60 岁及以上		合计	
	人次（人）	比例（%）	人次（人）	比例（%）	人次（人）	比例（%）	人次（人）	比例（%）
医疗服务与救助	2037	3.33	27588	45.08	31572	51.59	61197	100
辅助器具	282	2.20	4919	38.46	7589	59.34	12790	100
康复训练与服务	777	5.36	7106	49.06	6600	45.57	14483	100
贫困救助与扶持	533	2.60	11817	57.61	8161	39.79	20511	100
生活服务	317	3.34	4099	43.15	5084	53.52	9500	100
无障碍设施	28	1.54	678	37.27	1113	61.19	1819	100
信息无障碍	32	2.74	494	42.26	643	55.00	1169	100
文化服务	184	5.99	1280	41.61	1610	52.37	3074	100
教育费用补助或减免	456	44.10	481	46.52	97	9.38	1034	100
职业教育与培训	43	9.91	325	74.42	66	15.21	434	100
就业安置或扶持	0	0	1056	80.55	255	19.45	1311	100
法律援助与服务	35	4.07	506	58.84	319	37.09	860	100
其他	133	3.79	1527	43.49	1851	52.72	3511	100
不选择	4723	5.69	32017	38.60	46196	55.70	82936	100

（二）对康复服务需求的满足情况

从与老年残疾人密切相关的主要康复服务需求项目的供给状况来看，医疗服务与救助、贫困救助与扶持、康复训练与服务、生活服务、辅助器具的供给所占需求比重均较低，尚不足 1/2，也就是说存在一半以上的有康复服务需求的老年残疾人不能分享到康复服务供给。

老年残疾人康复服务需求满足状况见表 4 - 12。

表 4 - 12　老年残疾人康复服务需求满足状况

项　　目	需求（人）	接受康复服务（人）	供给/需求（%）
医疗服务与救助	63675	31572	49.58
辅助器具	41862	7589	18.13

续表

项　　目	需求（人）	接受康复服务（人）	供给/需求（%）
康复训练与服务	19768	6600	33.39
贫困救助与扶持	52631	8161	15.51
生活服务	17519	5084	29.02

　　其中，医疗服务与救助的供给状况相对最好，但仅占需求的49.58%，其次是康复训练与服务，其供给占需求比重勉强超过1/3，生活服务供给约占需求的29.02%，辅助器具的供给仅占需求的18.13%，贫困救助与扶持的供给状况最差，仅占需求的15.51%。总体看来，老年残疾人关注的五类主要康复服务需求项目的供给缺口较大，供给均不足需求的1/2，老年残疾人的基本康复服务需求不能得到充分满足。从康复服务类型方面来看，相比之下，老年残疾人医疗康复的需求满足程度相对较高，而社会康复的需求满足程度相对较差。

　　老年残疾人康复服务需求满足状况如图4-2所示。

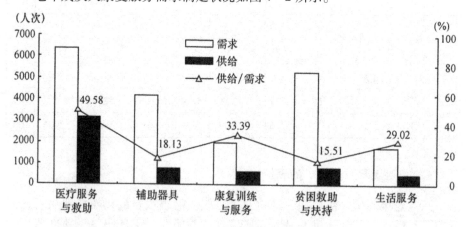

图4-2　老年残疾人康复服务需求满足状况

二、老年残疾人不同特征子群体的康复服务利用状况

（一）分年龄老年残疾人的康复服务利用状况

1. 接受康复服务概况

　　分年龄老年残疾人接受各项服务的比例较低，均处在39%以下。低龄、中龄与高龄老年残疾人接受过医疗服务与救助、贫困救助与扶持、辅助器具、

康复训练与服务、生活服务的比例相对较高，为5%～39%，接受其他服务的比例很小，均在3%以下，见表4-13。具体而言，在60～69岁低龄老年残疾人中，接受过医疗服务与救助的比例接近39%，接受贫困救助与扶持的比例勉强超过11%，接受生活服务、辅助器具、康复训练与服务的比例均在9%以下；在70～79岁中龄老年残疾人中，接受过医疗服务与救助的比例为37.05%，接受贫困救助与扶持、生活服务、辅助器具、康复训练与服务的比例均为5%～10%；在80岁及以上高龄老年残疾人中，接受医疗服务与救助的比例为34.19%，接受贫困救助与扶持、生活服务、辅助器具、康复训练与服务的比例均在10%以下。分年龄老年残疾人接受无障碍设施、文化服务、信息无障碍三项服务的比例不高，均处于2%以下；接受职业康复与教育康复服务项目的比例均不足1%。

分年龄老年残疾人接受康复服务状况见表4-13。

表4-13　分年龄老年残疾人接受康复服务状况

接受康复服务	60～69岁		70～79岁		80岁及以上	
	人次（人）	比例（%）	人次（人）	比例（%）	人次（人）	比例（%）
医疗服务与救助	11245	38.88	13812	37.05	6515	34.19
贫困救助与扶持	3212	11.1	3283	8.81	1666	8.74
辅助器具	2411	8.34	3411	9.15	1767	9.27
康复训练与服务	2456	8.49	2894	7.76	1250	6.56
生活服务	1629	5.63	2201	5.90	1254	6.58
教育费用补助或减免	46	0.16	38	0.10	13	0.07
职业教育与培训	31	0.11	22	0.06	13	0.07
就业安置或扶持	109	0.38	103	0.28	43	0.23
法律援助与服务	139	0.48	114	0.31	66	0.34
无障碍设施	339	1.17	535	1.44	239	1.25
信息无障碍	199	0.69	294	0.79	150	0.79
文化服务	566	1.96	743	1.99	301	1.58
其他	646	2.23	769	2.06	436	2.29
不选择	14993	51.83	20397	54.71	10806	56.71

具体来看，在 60 ~ 69 岁低龄老年残疾人接受的所有服务中，医疗服务与救助的比重接近 30%，贫困救助与扶持、生活服务、辅助器具、康复训练与服务的比重均在 4% ~ 9%，此五项接受康复服务的比重总和约为 55.11%；在 70 ~ 79 岁中龄老年残疾人接受的所有服务中，医疗服务与救助所占比重超过 1/4，贫困救助与扶持、生活服务、辅助器具、康复训练与服务的比重均在 4% ~ 8%，此五项接受康复服务的比重总和约为 52.66%；在 80 岁及以上高龄老年残疾人接受的所有服务中，各项服务所占比重与中、低龄老年残疾人的相应状况近似，医疗服务与救助所占比重为 26.57%，贫困救助与扶持、生活服务、辅助器具、康复训练与服务的比重均在 5% ~ 8%，此五项接受康复服务的比重总和约为 50.78%。

分年龄老年残疾人接受康复服务的构成情况见表 4 - 14。

表 4 - 14　分年龄老年残疾人接受康复服务的构成情况

项目	60 ~ 69 岁		70 ~ 79 岁		80 岁及以上	
	人次（人）	比例（%）	人次（人）	比例（%）	人次（人）	比例（%）
医疗服务与救助	11245	29.58	13812	28.41	6515	26.57
辅助器具	2411	6.34	3411	7.02	1767	7.21
康复训练与服务	2156	6.46	2894	5.95	1250	5.10
生活服务	1629	4.28	2201	4.53	1254	5.11
贫困救助与扶持	3212	8.45	3283	6.75	1666	6.80
教育费用补助或减免	46	0.12	38	0.08	13	0.05
职业教育与培训	31	0.08	22	0.05	13	0.05
就业安置或扶持	109	0.29	103	0.21	43	0.18
法律援助与服务	139	0.37	114	0.23	66	0.27
无障碍设施	339	0.89	535	1.10	239	0.98
信息无障碍	199	0.52	294	0.60	150	0.61
文化服务	566	1.49	743	1.53	301	1.23
其他	646	1.70	769	1.58	436	1.78
不选择	14993	39.43	20397	41.96	10806	44.10
合计	38021	100	48616	100	24519	100

总体看来，各年龄段老年残疾人接受过医疗服务与救助、贫困救助与扶持、辅助器具、康复训练与服务、生活服务的比重相对较高，并且上述五项服务在各年龄段老年残疾人所有接受康复服务中的比重之和均在50%以上，这五个项目成为针对不同年龄段老年残疾人的主要提供项目。从康复服务类型来看，分年龄老年残疾人接受康复服务的内容虽然包含了医疗康复项目、职业康复项目、教育康复项目和社会康复项目四个类型，但仍以医疗康复为主，社会康复次之，职业康复与教育康复则较少。

分年龄老年残疾人接受康复服务构成如图4-3所示。

从各接受康复服务项目中不同年龄段老年残疾人的构成状况来看，中龄与低龄老年残疾人成为医疗服务与救助、贫困救助与扶持、康复训练与服务、辅助器具、生活服务项目的接受主体，各年龄段老年残疾人接受上述五项服务的比重均在31%~45%，而高龄老年残疾人对上述五项需求的所占比重相对较小，均在18%~25%。

各接受康复服务项目中分年龄老年残疾人构成见表4-15。

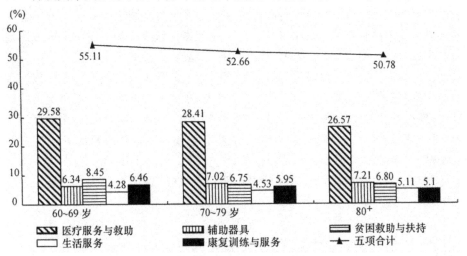

图4-3 分年龄老年残疾人接受康复服务构成

表4-15 各接受康复服务项目中分年龄老年残疾人构成

项　　目	60~69岁		70~79岁		80岁及以上		合计
	人次（人）	比例（%）	人次（人）	比例（%）	人次（人）	比例（%）	人次（人）
医疗服务与救助	11245	35.62	13812	43.75	6515	20.64	31572
辅助器具	2411	31.77	3411	44.95	1767	23.28	7589

续表

项　　目	60～69 岁		70～79 岁		80 岁及以上		合计
	人次（人）	比例（%）	人次（人）	比例（%）	人次（人）	比例（%）	人次（人）
康复训练与服务	2456	37.21	2894	43.85	1250	18.94	6600
贫困救助与扶持	3212	39.36	3283	40.23	1666	20.41	8161
生活服务	1629	32.04	2201	43.29	1254	24.67	5084

在医疗服务与救助项目中，中龄老年残疾人接受康复服务的比重超过40%，低龄老年残疾人接受康复服务的比重在30%以上，两类老年残疾人的接受康复服务比重总和接近80%，约为79.37%。在辅助器具项目中，中龄老年残疾人接受康复服务的比重接近45%，低龄老年残疾人接受康复服务的比重在30%以上，两类老年残疾人的接受康复服务比重总和超过3/4，约为76.72%。在康复训练与服务项目中，中龄老年残疾人接受康复服务的比重超过40%，低龄老年残疾人接受康复服务的比重在30%以上，两类老年残疾人的接受康复服务比重总和超过80%。在贫困救助与扶持项目中，中龄和低龄老年残疾人接受康复服务的比重极为接近且比例较高，分别为40.23%和39.36%，而高龄老年残疾人相应比重与前两者相差近20个百分点，仅为20.41%，前两类老年残疾人的接受康复服务比重总和接近80%，约为79.59%。在生活服务项目中，中龄老年残疾人接受康复服务的比重超过40%，低龄老年残疾人接受康复服务的比重在30%以上，两类老年残疾人的接受康复服务比重总和超过75%。

各接受康复服务项目中分年龄老年残疾人构成如图4-4所示。

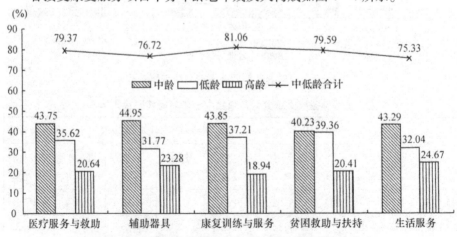

图4-4　各接受康复服务项目中分年龄老年残疾人构成

归纳起来，在医疗服务与救助、贫困救助与扶持、辅助器具、康复训练与服务、生活服务各项目中，均呈现出中龄老年残疾人接受康复服务所占比重最高，低龄老年残疾人相应比重居中，高龄老年残疾人所占比重相对最低的特点，即中龄老年残疾人成为以上五个项目的最主要接受群体。同时，中龄与低龄老年残疾人接受康复服务的比重之和均在 3/4 以上，这两类老年残疾人成为以上五个项目的主要接受群体。上述情况充分反映出五项主要服务的提供重点在于中、低龄老年残疾人，这与中、低龄老年残疾人在主要需求项目中所处的主体地位是相匹配的。

2. 对康复服务需求的满足状况

（1）总体情况。从分年龄老年残疾人各主要康复服务需求项目的满足情况看，针对医疗服务、贫困救助与扶持、辅助器具、康复服务、生活服务方面的提供水平均较低，除低龄老年残疾人的医疗服务供给占需求的 51.22% 左右之外，其余项目的供给均不足需求的一半，各年龄段老年残疾人的主要康复服务需求没有得到有效满足，即存在 48% 以上的有康复服务需求的老年残疾人不能分享到康复服务供给。与其他主要需求项目相比，低龄、中龄与高龄老年残疾人的贫困救助与扶持需求满足状况最差，供给占需求的比例均在 17% 以下。

分年龄老年残疾人康复服务需求满足状况见表 4-16。

表 4-16　分年龄老年残疾人康复服务需求满足状况

项目	60~69 岁		70~79 岁		80 岁及以上	
	接受康复（人）	供给/需求（%）	接受康复（人）	供给/需求（%）	接受康复（人）	供给/需求（%）
医疗服务与救助	11245	51.22	13812	49.67	6515	46.82
辅助器具	2411	18.92	3411	18.16	1767	17.10
康复训练与服务	2456	32.31	2894	34.75	1250	32.57
贫困救助与扶持	3212	16.80	3283	14.63	1666	15.04
生活服务	1629	27.82	2201	29.40	1254	30.03

与其他年龄段老年残疾人相比，高龄老年残疾人的医疗服务与救助需求、辅助器具需求满足程度最低，供给仅为需求的 46.82% 和 17.1%；低龄老年残疾人的康复训练与服务需求和生活服务需求满足程度最低，供给仅为需求的 32.31% 和 27.82%；中龄老年残疾人的贫困救助与扶持需求满足程度最低，供给仅为需求的 14.63%。从康复服务类型方面来看，相比之下，分年龄老年残疾

人医疗康复的需求满足程度相对较高，而社会康复的需求满足程度相对较差。

分年龄老年残疾人康复服务需求满足状况如图4-5所示。

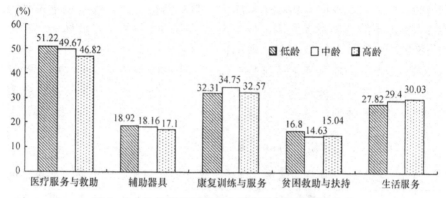

图4-5　分年龄老年残疾人康复服务需求满足状况

（2）需求偏好的满足状况。各年龄段老年残疾人接受康复服务项目的排位有所不同，反映出提供服务的选择性和倾向性。从接受康复服务项目的具体排位看，不同年龄段老年残疾人的相应情况差异明显：低龄、中龄与高龄老年残疾人的首位接受康复服务项目均为医疗服务与救助；就辅助器具项目而言，中龄与高龄老年残疾人接受康复服务的排位一致，均为第二位，但两者接受该项服务的排位高于低龄老年残疾人，后者的排位仅为第四位。就贫困救助与扶持而言，中龄与高龄老年残疾人接受康复服务的排位均为第三位，两者接受该项服务的排位低于低龄老年残疾人，而后者的该项服务排在第二位。就康复训练与服务来看，低龄、中龄与高龄老年残疾人接受康复服务的排位分列第三、第四和第五位。就接受生活服务而言，低龄与中龄老年残疾人的该项服务均排在第五位，而高龄老年残疾人的相应排位为第四位，可见对高龄老年残疾人的生活服务提供优先于低龄和中龄老年残疾人。

分年龄老年残疾人接受康复服务项目的排位情况见表4-17。

表4-17　分年龄老年残疾人接受康复服务项目的排位情况

排　位	60~69岁	70~79岁	80岁及以上
1	医疗服务与救助	医疗服务与救助	医疗服务与救助
2	贫困救助与扶持	辅助器具	辅助器具
3	康复训练与服务	贫困救助与扶持	贫困救助与扶持
4	辅助器具	康复训练与服务	生活服务
5	生活服务	生活服务	康复训练与服务

从需求偏好的满足情况来看，针对各年龄段老年残疾人的服务供给与主要需求的偏好之间存在明显的不匹配。比如，低龄老年残疾人对辅助器具的需求排在第三位，优先于康复训练与服务，而实际的辅助器具供给却排在第四位，落后于实际需求偏好。再如，中龄老年残疾人的贫困救助与扶持需求排在第二位，而该项目的供给排位仅为第三，供给与实际需求偏好发生明显偏离，高龄老年残疾人也存在相同情况，相关人群的实际需求没有得到充分满足。

分年龄老年残疾人康复服务供需项目的排位情况见表4-18。

表4-18　分年龄老年残疾人康复服务供需项目的排位情况

	需求排位	供给排位
60~69岁		
辅助器具	3	4
康复训练与服务	4	3
70~79岁		
贫困救助与扶持	2	3
辅助器具	3	2
80岁及以上		
贫困救助与扶持	2	3
辅助器具	3	2

（二）分性别老年残疾人的康复服务利用状况

从分性别老年残疾人接受各项服务的比例来看，男、女老年残疾人接受过医疗服务与救助、贫困救助与扶持、辅助器具、康复训练与服务、生活服务的比例相对较高，均为5%~38%，接受其他服务的比例很小，均在3%以下。从接受康复服务项目的排位来看，男、女老年残疾人的相应排位情况相一致，第一位至第五位项目依次为医疗服务与救助、贫困救助与扶持、辅助器具、康复训练与服务、生活服务。具体而言，在男性老年残疾人中，接受过医疗服务与救助的占36.76%，接受贫困救助与扶持、生活服务、辅助器具、康复训练与服务的比例均在5%~11%；在女性老年残疾人中，接受过医疗服务与救助的比重为37.27%，接受贫困救助与扶持、生活服务、辅助器具、康复训练与服务的比例均在5%~9%。分性别老年残疾人接受无障碍设施、文化服务、信息无障碍三项服务的所占比例不高，均处于3%以下；接受职业康复与教育康复服务项目的比例均不足1%。

分性别老年残疾人接受康复服务状况见表4-19。

表4-19　分性别老年残疾人接受康复服务状况

服务项目	男性		女性	
	人次（人）	比例（%）	人次（人）	比例（%）
医疗服务与救助	14822	36.76	16750	37.27
贫困救助与扶持	4252	10.55	3909	8.70
辅助器具	3867	9.59	3722	8.28
康复训练与服务	3277	8.13	3323	7.39
生活服务	2402	5.96	2682	5.97
教育费用补助或减免	50	0.12	47	0.11
职业教育与培训	40	0.10	26	0.06
就业安置或扶持	163	0.40	92	0.21
法律援助与服务	157	0.39	162	0.36
无障碍设施	483	1.20	630	1.40
信息无障碍	310	0.77	333	0.74
文化服务	829	2.06	781	1.74
其他	912	2.26	939	2.09
不选择	21475	53.26	24721	55.01

从分性别老年残疾人的接受康复服务构成来看，在男性老年残疾人的所有接受康复服务中，医疗服务与救助所占比重超过1/4，贫困救助与扶持、生活服务、辅助器具、康复训练与服务所占比重均在4%～9%，此五项主要接受服务项目的比重总和约为53.97%；在女性老年残疾人的所有接受康复服务中，医疗服务与救助所占比重超过28%，贫困救助与扶持、生活服务、辅助器具、康复训练与服务的比重均在4%～7%，此五项主要接受康复服务比重总和约为52.28%。

分性别老年残疾人接受康复服务构成见表4-20。

表 4-20 分性别老年残疾人接受康复服务构成

服务项目	男性		女性	
	人次（人）	比例（%）	人次（人）	比例（%）
医疗服务与救助	14822	27.95	16750	28.82
贫困救助与扶持	4252	8.02	3909	6.73
辅助器具	3867	7.29	3722	6.40
康复训练与服务	3277	6.18	3323	5.72
生活服务	2402	4.53	2682	4.61

总体看来，男、女老年残疾人接受过医疗服务与救助、贫困救助与扶持、辅助器具、康复训练与服务、生活服务的比重相对较高，并且上述五项服务在分性别老年残疾人所有接受康复服务中的比重之和均在 50% 以上，这五个项目成为针对不同性别老年残疾人的主要提供项目。从康复服务类型来看，分性别老年残疾人接受康复服务的内容虽然包含了医疗康复项目、职业康复项目、教育康复项目和社会康复项目四个类型，但仍以医疗康复为主，社会康复次之，职业康复与教育康复则较少。

三、小结

从老年残疾人整体的康复服务利用状况来看，医疗服务与救助、贫困救助与扶持、康复训练与服务、辅助器具、生活服务成为老年残疾人接受康复服务的主体内容，依次列于第一位至第五位。从康复服务类型来看，老年残疾人接受康复服务的内容虽然包含了医疗康复项目、职业康复项目、教育康复项目和社会康复项目四个类型，但仍以医疗康复为主，社会康复次之，职业康复与教育康复则较少。从与老年残疾人密切相关的主要康复服务需求的满足状况来看，医疗服务与救助、贫困救助与扶持、康复训练与服务、生活服务、辅助器具方面的供给占需求的比例均不足1/2，即存在一半以上的有康复服务需求的老年残疾人不能享受到康复服务供给，老年残疾人的主要康复服务需求没有得到充分满足。从康复服务类型方面来看，相比之下，老年残疾人整体的医疗康复需求满足程度相对较高，而社会康复的需求满足程度相对较差。

从老年残疾人不同特征子群体的康复服务利用状况来看，分残疾类别、分年龄、分性别老年残疾人的接受康复服务状况和康复服务需求满足状况各自呈现不同的特点。

其一，从分年龄老年残疾人的康复服务利用状况来看，老年残疾人接受康复服务的内容以医疗康复为主，社会康复次之，职业康复与教育康复则较少。针对医疗服务、贫困救助与扶持、辅助器具、康复服务、生活服务方面的供给占需求的比例均较低，存在49%以上的有康复服务需求的老年残疾人不能享受康复服务供给，分年龄老年残疾人的主要康复服务需求没有得到充分满足；相比之下，老年残疾人医疗康复的需求满足程度相对较高，而社会康复的需求满足程度相对较差。从需求偏好的满足情况来看，针对分年龄老年残疾人的康复服务供给与主要需求的偏好之间存在明显的不匹配，相关人群的实际康复服务需求没有得到充分满足。

其二，从分性别老年残疾人的康复服务利用状况来看，老年残疾人接受康复服务的内容以医疗康复为主，社会康复次之，职业康复与教育康复则较少。针对医疗服务、辅助器具、康复服务、生活服务及贫困救助与扶持方面的供给占需求的比例均较低，存在48%以上的有康复服务需求的老年残疾人不能享受康复服务供给，分性别老年残疾人的主要康复服务需求没有得到充分满足；相比之下，老年残疾人医疗康复的需求满足程度相对较高，而社会康复的需求满足程度相对较差。同时，分性别老年残疾人在具体项目中的需求主体角色没有与供给针对的重点对象相匹配，其实际康复服务需求没有得到充分满足。

第三节　影响老年残疾人康复服务供给的相关因素分析

本节结合第二次全国残疾人抽样调查数据及相关统计资料，通过演绎应用符合实际的新理论分析框架，从以家庭和社区为代表的非制度性康复服务供给与康复服务保障制度供给方面，进一步深入理解和分析影响老年残疾人康复服务供给的相关因素。

一、分析框架的确定

为了能够更好地理解和探究影响老年残疾人康复服务供给的相关因素，具体的理论应用与分析必不可少，福利三角理论为之提供了新的视角与工具。

福利三角理论及其相关研究，为分析老年残疾人康复服务问题拓宽了视野与思路。通过分析可以总结归纳出，家庭与代表国家的福利制度构成福利三角的稳定的组合要素，在诸多学者特别是约翰逊的推动下，福利三角理论的发展与应用已经超出了原有的内涵；社会的各个部门都可以贡献福利，组合成为一个社会的整体福利，福利三角可以包含在福利多元组合的内涵中。

在中国，家庭一直以来都是为残疾人提供基本康复服务的重要社会单位。随着社会经济的发展，包括康复服务保障制度在内的社会福利正在逐渐走向完善，日益成为提供残疾人康复服务的重要一环。市场可以为劳动年龄段在职残疾人提供就业福利进而提供康复服务。但老年残疾人大多已经退出劳动力市场，并且由于自身健康状况其再次就业的可能很小，因此如果将市场作为老年残疾人的福利服务提供者将很难具有说服力。同时应该认识到，广大老年残疾人生活在社区之中，社区正扮演着除家庭以外更为切实的康复服务供给者角色。在充分考虑中国老年残疾人所处实际环境的基础上，结合福利三角理论，可以演绎出新的福利三角框架：家庭、社区和康复服务保障制度。利用符合实际应用的新分析框架，可以从以家庭和社区为代表的非制度性康复服务供给与康复服务保障制度供给两大方面，进一步深入理解和分析影响老年残疾人康复服务供给的相关因素。

二、非制度性康复服务供给分析

（一）来自老年残疾人家庭方面的供给分析

1. 老年残疾人的家庭结构特征制约了康复服务供给能力

第二次全国残疾人抽样调查主要数据公报（第二号）显示，全国有残疾人的家庭户共7050万户，占全国家庭户总户数的17.80%；有残疾人的家庭户的总人口占全国总人口的19.98%，有残疾人的家庭户规模为3.51人。残疾人家庭大体上由1人户至9人户类型构成。其中，1人户占有残疾人的家庭户总量的8.80%，2人户占有残疾人的家庭户总量的23.16%，3人户占有残疾人的家庭户总量的20.72%，4人户占有残疾人的家庭户总量的19.74%，5人户的相应比重为15.17%，6人及以上户的相应比重均在10%以下；2人户与3人户家庭最多，所占比重均在20%以上，1人户至3人户家庭合计比重超过半数，达到52.68%。2010年度中国残疾人状况及小康进程监测报告显示，残疾人家庭户平均规模为3.33人。其中，残疾人家庭户规模为2人的比例最高，达到27.1%，3人户家庭比例为19.8%，4人户家庭比例为17.1%，5人户及以上家庭所占比例合计为24.4%，1人户残疾人家庭比例为11.6%。总体来看，1人户至3人户成为残疾人家庭户的主体类型，家庭内部成员提供残疾人康复服务的支持力非常有限。

全国残疾人家庭户状况见表4-21。

表4-21　全国残疾人家庭户状况

家庭户类别	数量（户）	比重（%）
1人户	12499	8.80
2人户	32912	23.16
3人户	29443	20.72
4人户	28052	19.74
5人户	21554	15.17
6人户	11524	8.11
7人户	4135	2.91
8人户	1786	1.26
9人户	207	0.15
总计	142112	100

从家庭构成方面来看，残疾人家庭中，1家多残、1家全残的比重不低。1人户占有残疾人家庭户的8.80%，2人户中的全残家庭户所占比重为13.14%，3人户中有2个残疾人的家庭户占11.30%，全残家庭户所占比重为1.13%。残疾人的居住方式与其获得的家庭支持程度同样密切相关。

全国有残疾人家庭户的家庭结构见表4-22。

表4-22　全国有残疾人家庭户的家庭结构

家庭户类别		1个残疾人	2个残疾人	3个残疾人	合计
1人户	数量（户）	12499			12499
	比例（%）	100			100
2人户	数量（户）	28589	4323		32912
	比例（%）	86.86	13.14		100
3人户	数量（户）	25782	3328	333	29443
	比例（%）	87.57	11.30	1.13	100

与全体残疾人家庭户的结构状况相比，老年残疾人的相应情形更是不容乐观。第二次残疾人抽样调查数据显示，全国60岁及以上老年残疾人总数为85260人，有老年残疾人的家庭户共78680户，据此可得老年残疾人家庭平均户规模约为1.08，远小于全国有残疾人的家庭户户规模3.33人。再以北京市

为例，2006 年第二次残疾人抽样调查共计调查了 26670 个家庭户，其中有残疾人的家庭户为 4293 个，老年残疾人的家庭户 2755 个，老年残疾人家庭占残疾人家庭户的 64.2%，成为残疾人家庭户的主体。从家庭户规模方面看，北京市老年残疾人的平均户规模为 2.97，小于残疾人家庭户规模（3.03 人），更小于全国有残疾人的家庭户规模。从分城乡情况看，农村老年残疾人的户规模为 3.09，城市老年残疾人的户规模为 2.93，农村老年残疾人的户规模相对较高，但两者差别不大。在考虑到城乡二元结构下的农村老年人口缺少制度性康复服务保障安排的情况下，农村老年残疾人的家庭支持力依然非常薄弱。从家庭户构成方面来看，老年残疾人家庭中 1 人户占 11%，2 人户占 37%，3 人户占 17%，4 人及以上户占 35%，即将近一半的老年残疾人生活在 2 人家庭或孤独家庭中，高于全国残疾人家庭户相应水平约 16 个百分点。另外，从老年残疾人家庭中的残疾人数来看，一户多残的家庭户比例不低。调查数据显示，老年残疾人家庭中有 1 位残疾人的占 78.9%，但有 2 位残疾人的占 20.1%，有 3 位残疾人的占 0.9%，有 4 位残疾人的占 0.1%，1 户多残家庭合计达 21.1%，远高于全国残疾人家庭户相应水平。综上可知老年残疾人的家庭资源比较匮乏，康复服务支持能力极为薄弱。

2. 老年残疾人的婚姻状况制约了康复服务供给能力

老年残疾人的家庭婚姻状况对其社会康复（日常生活照料以及精神慰藉等）有着极其重要的影响，如果没有配偶的扶助，老年残疾人的康复服务保障水平将大打折扣。然而调查数据显示，老年残疾人的婚姻状况不容乐观，家庭康复服务的充足性和提供能力受到严重制约。

与 1987 年第一次全国残疾人抽样调查相比，2006 年残疾人在婚比例上升了 6.91 个百分点，婚姻状况有所改善，但残疾人整体在婚有配偶比例低、离婚及丧偶比例高的特征十分突出。残疾人整体的在婚率只有 60.82%，缺乏配偶扶持的人群接近 40%。调查数据同时还显示，与非残疾人相比，残疾人的离婚和丧偶比例高于前者约 20 个百分点，而在婚有配偶比例则低于前者约 15 个百分点。

全国残疾人婚姻状况见表 4-23。

表 4-23　全国残疾人婚姻状况　　　　　　　　单位:%

类　别	年份	离婚和丧偶	未婚	在婚有配偶
残疾人	1987	27.32	18.77	53.91
残疾人	2006	26.76	12.42	60.82
非残疾人	2006	6.17	18.15	75.68

2007～2010 年残疾人状况及小康进程监测报告监测结果进一步显示，适龄残疾人的在婚率（男 22 岁以上，女 20 岁以上）为 62.5%，离婚率为 2.3%，适龄残疾人婚姻状况呈现稳定态势。但残疾人婚姻状况仍需关注。残疾人结婚难、初婚时间晚的问题依然存在。

适龄残疾人的婚姻状况见表 4 - 24。

表 4 - 24 　适龄残疾人的婚姻状况　　　　　　　　单位：%

类别	2007 年度	2008 年度	2009 年度	2010 年度
未婚	11.9	12.5	11.4	11.9
初婚有配偶	59.3	58.9	60.0	59.6
再婚有配偶	3.3	3.2	3.0	2.9
离婚	2.1	2.1	2.2	2.3
丧偶	23.4	23.2	23.3	23.3

老年期是人一生中遭遇丧偶的高发期。从分年龄残疾人来看，老年残疾人的丧偶比重高达 41.33%。老年残疾人的离婚和丧偶比重高于残疾人整体相应水平约 15 个百分点，高于非残疾人约 36 个百分点。如果再考虑到未婚情况，老年残疾人的实际无配偶比重高达 44.44%。而包括初婚有配偶和再婚有配偶的老年残疾人比重仅为 55.56%，远低于残疾人整体和非残疾人的相应水平。与此同时，随着年龄的增长，老年残疾人的丧偶比例逐渐增加，高龄老年残疾人的实际有配偶比重更低。

全国老年残疾人婚姻状况见表 4 - 25。

表 4 - 25 　全国老年残疾人婚姻状况

类别	人次（人）	比例（%）
未婚	2062	2.42
初婚有配偶	45249	53.07
再婚有配偶	2120	2.49
离婚	591	0.69
丧偶	35238	41.33
合计	85260	100

3. 老年残疾人的家庭收入状况制约了康复服务供给能力

目前老年残疾人大部分依靠家庭的照顾与扶持。第二次全国残疾人抽样调查数据显示，未工作老年残疾人的个人积累性财富很少，其财产性收入、保险收入和其他来源所占比重很小，三者之和仅为2.11%；同时老年残疾人群体的制度保障性收入所占比重不大，其领取基本生活费和离退休金的比重分别为5.45%和21.45%；另一方面，"依靠家庭其他成员供养"的单项比重达到了70.99%，家庭成为老年残疾人生活服务保障的重要提供者。而且随着年龄的增长，老年残疾人对家庭其他成员供养的依靠程度逐步加深。60～69岁低龄老年残疾人中依靠家庭其他成员供养的比例为66.65%，70～79岁中龄老年残疾人中依靠家庭其他成员供养的比例为70.42%，高出前者的相应比例约4个百分点，而80岁及以上高龄老年残疾人的相应比例约为76.8%，又分别高出低龄老年残疾人与中龄老年残疾人相应比例约10个百分点和6个百分点。

全国未工作老年残疾人收入来源构成见表4-26。

表4-26 全国未工作老年残疾人收入来源构成

年龄段	未工作残疾人	离退休金	领取基本生活费	家庭其他成员供养	财产性收入	保险收入	其他
60～69岁	100%	25.14%	5.57%	66.65%	0.78%	0.06%	1.8%
70～79岁	100%	22.2%	5.32%	70.42%	0.46%	0.06%	1.54%
80岁及以上	100%	16.01%	5.55%	76.8%	0.26%	0.07%	1.3%
合计	100%	21.45%	5.45%	70.99%	0.50%	0.06%	1.55%

家庭户的收入水平是反映残疾人家庭的经济支持能力的重要指标之一。调查数据显示，残疾人家庭收入整体偏低，贫困问题仍然比较突出。从全国有残疾人的家庭户2005年人均全部收入来看，城镇相应水平为4864元，农村为2260元，而当年全国城镇人均收入水平为11321元，农村为4631元，不论城市还是农村，残疾人家庭人均收入都不足全国人均水平的一半，差距非常明显。特别是在农村残疾人家庭中，其贫困状况远远高于全国整体水平。农村残疾人家庭年人均全部收入低于683元的约684万户，约12.95%的家庭户处于绝对贫困状态，年人均全部收入在684～944元的约420万户，即7.96%的家庭户处于贫困边缘。

全国农村残疾人分残疾等级收入情况见表4-27。

表4-27　全国农村残疾人分残疾等级收入情况

户人均全部收入（元/人·年）	残疾人户（万户）	残疾人（万人）				小计
		一级	二级	三级	四级	
0～683元	684	186	123	234	325	868
684～944元	420	107	66	139	203	515
945元以上	4177	835	593	1307	2107	4842
合计	5281	1128	782	1680	2635	6255

由于老年残疾人家庭1户多残的比例不低，加之因残疾而产生的生活支出多于健全人，因此老年残疾人家庭户的生活境况非常窘迫。2005年，全国有老年残疾人的家庭共78680户，其中有8722户家庭人均收入在0～683元，即处于贫困状态，所占比例为11.09%；还有占6.99%的家庭户人均收入在684～994元，即处在绝对贫困边缘。2005年老年残疾人家庭户人均收入为3246元，城镇相应水平为5904元，农村为2261元，略微高于全国残疾人家庭户水平，但差异极小；与当年全国人均收入水平相比较，城镇与农村老年残疾人家庭户的收入水平仅相当于前者的52.15%和48.82%，其低收入水平严重影响了康复服务供给能力。

老年残疾人家庭户人均收入水平状况见表4-28。

表4-28　老年残疾人家庭户人均收入水平状况

收入水平	数量	单位
户人均收入	3426	元
城市	5904	元
农村	2261	元
人均收入在0～683元	8722	户
人均收入在684～994元	5499	户
合　　计	14221	户

（二）来自老年残疾人社区方面的供给分析

2010年度全国残疾人状况及小康进程监测报告显示，残疾人接受社区服务比例有所提高。残疾人接受社区服务的比例由上年度的 17.0% 上升至 25.3%，比上年度提高 8.3 个百分点。其中城镇残疾人接受社区服务的比例从 23.6% 提高到 31.2%，农村由 13.0% 提高到 22.2%。

根据社区残疾人情况调查数据，全国 624659 名残疾人生活在 5964 个社区中，持证残疾者占社区残疾人的 34.59%。有残疾人协会（小组）的社区刚刚超过一半，有残疾人专职委员的社区只有 40% 左右，有社区康复协调员的社区勉强超过 30%。社区康复试图通过广泛的社会动员，将所有可利用的人、财、物等资源充分调动起来，在良性互动中实现可持续发展。然而，目前中国残疾人社区康复服务主要由国家包办和自上而下推动，非营利组织、商业企业和其他社会力量没有广泛参与进来。由于残疾人社区建设尚处于发展完善的进程之中，社会力量参与不足，可以利用的资源非常有限。社区康复服务设施薄弱、康复服务人员匮乏、社区康复经费投入不足、社区服务机构的可及性较差、农村社区康复未能有效融入社区卫生体系、城乡社区康复发展不均衡、人们对社区康复存在认识上的偏差等因素严重制约了为残疾人群体提供康复服务保障的水平和效果。因此，全国多数地方的社区提供康复服务的能力非常有限。

1. 康复服务设施薄弱

在社区康复配套设施方面，中国多数地区的康复服务能力薄弱。许多地方受财力制约，没有专项经费投入，存在康复服务场所较少、残疾人基础设施相当落后、康复训练设备缺乏的普遍现象，不具备应有的为残疾人服务的功能。

全国残疾人社区情况见表 4-29。

表 4-29　全国残疾人社区情况

社区残疾人情况（人）				社区残疾人基层建设情况（个）				
残疾人	持　证残疾人	享受定期救助	享受临时救助	有残疾人协会	有残疾人专职委员	有康复站	有康复协调员	有无障碍设施
624659	216074	111421	115535	3026	2428	1414	1801	886
11.10%	34.59%	17.84%	18.50%	50.74%	40.71%	23.71%	30.20%	14.86%

2. 社区康复经费投入不足

目前，农村康复服务资金的主要来源是残疾人就业保障金，而不是一般性的财政资金。尽管残疾人就业保障金在财政建立专户、专项管理，不过，这种拨款不能纳入年度财政预算，属于非常规的财政拨款方式。显然，康复经费的资金来源出现了结构性失衡的现象。目前，无论财政部门还是残联部门，对于残疾人就业保障金的性质及其使用都存在认识上的盲区。残疾人就业保障金缴纳的实质是以政策形式推行社会成本的分摊机制，将有劳动能力的残疾人的社会就业成本分摊到可以承担这种成本的机关和企事业头上。没有吸收一定比例残疾人就业的企事业单位、机关就要向社会缴纳一定比例的就业保障金。因此，按照就业保障金政策的性质，其用途应该主要在于帮助成年残疾人进行适合劳动力市场的培训，以及在社区从事有偿劳动的补贴。这个政策筹集的资金不可能覆盖康复服务所有的范畴。残疾人就业保障金采用建立财政专户、按用途使用的管理方式是有效的。不过，在农村地区，由于缺乏上位规划和通盘规划，一些地区的基层残联只停留在账户有钱就花、花完最好的认识和行动上，这在一定程度上也影响残疾人康复服务政策执行的优先次序。对于残疾人康复服务这样一个大工程，缺乏财政预算的整体安排，只局限于拓宽就业保障金这一单项收入来源，这反映了康复服务政策在宏观指导思想上的偏差，需要予以特别重视并加以纠正。

三、小结

理解和分析影响老年残疾人康复服务供给的相关因素，可以从以家庭和社区为代表的非制度性康复服务供给与康复服务保障制度供给两大方面入手。老年残疾人的非制度性康复服务供给主要来源于家庭与社区两个方面。从来自老年残疾人家庭方面的供给看，残疾人家庭户规模偏小，一家多残或全残的比重不低，老年残疾人的家庭结构严重制约家庭的康复服务供给能力；同时，残疾人在婚有配偶比例低、离婚及丧偶比例高，老年残疾人的婚姻状况严重制约家庭的康复服务供给能力；另外，残疾人家庭人均可支配收入低、恩格尔系数高、贫困问题仍然比较突出，老年残疾人的家庭收入状况严重制约家庭的康复服务供给能力。从来自老年残疾人社区方面的供给看，社区康复服务设施薄弱、社区康复服务人员匮乏、社区康复经费投入不足、社区服务机构的可及性较差、农村社区康复未能有效融入社区卫生体系、城乡社区康复发展不均衡、人们对社区康复存在认识上的偏差等因素严重制约了社区为残疾老年群体提供康复服务的水平和效果。

从康复服务保障制度供给来看，康复服务政策支持不足与康复机构服务能力薄弱制约了针对老年残疾人的康复服务保障制度供给能力。一方面，就康复服务政策安排支持不足而言，残疾人社会救助既存在整体标准偏低与投入严重不足的宏观问题，又存在医疗救助、康复救助、最低生活保障等单项制度功能尚不完善的微观问题；同时，残疾人社会保险整体覆盖率偏低，医疗保险制度存在参保率不高、保障力度不足、城乡政策分割明显、政策规定笼统、财政资助责任模糊等问题。另一方面，由于残疾人康复机构数量少、康复服务机构建设缺乏规范、康复人才缺乏、康复服务水平低下、康复机构功能定位不明确、残疾人服务机构管理方式落后等原因，残疾人康复机构的服务能力依然薄弱。

第四节　研究创新与未来展望

一、创新之处

本研究在以下方面进行了尝试性探索。

首先，老年残疾人康复服务属于老年人福利服务和残疾人福利服务两个范畴的交集，以往相关的专项系统性深入研究不多。现有的大量研究文献表明，国外针对老年人福利服务相关问题的探讨已经比较丰富，以残疾人福利服务为对象的研究起步较早，业已奠定了一定的理论基础。但是关于老年残疾人康复服务的专项研究被淹没在老年人福利服务和残疾人福利服务的整体研究之中没有得到突出。国内开展残疾人保障方面的研究相对较晚，但也开始受到理论界的关注。因此，目前关注老年人福利服务的文献极为丰富，关注残疾人福利服务的文献逐渐增多，但关于老年残疾人康复服务方面的研究尚处于初步探索阶段。

其次，限于数据缺乏等原因，以往全面系统反映老年残疾人康复服务需求方面的研究不多，而关于老年残疾人不同特征子群体康复服务需求的分析则更为有限。现有研究大多把老年残疾人视为统一的均质性群体，因此注重于老年残疾人整体康复服务需求的研究而忽视其不同特征子群体康复服务需求的研究。需求具有类别化的特征，表现为群体具有某些相同指向的需求；同时需求还具有差异化的特征，表现为若干个体或群体与另外一些个体或群体具有某些不同指向的需求。本研究据此对老年残疾人整体的康复服务需求和老年残疾人不同特征子群体的康复服务需求进行了分析探索。

最后，尝试引入并通过演绎福利三角理论，使之应用于本研究。福利三角理论认为，家庭与代表国家的福利制度构成福利三角的稳定的组合要素。在诸多学者特别是约翰逊的推动下，福利三角理论的发展与应用已经超出了原有的内涵；社会的各个部门都可以贡献福利，组合成为一个社会的整体福利。在中国，家庭一直以来都是为残疾人提供基本康复服务重要的社会单位；康复服务保障制度日益成为提供残疾人康复服务的重要一环；社区对于生活其中的残疾人而言正扮演着除家庭以外更为切实的康复服务提供者的角色。

本研究在充分考虑中国老年残疾人所处实际环境的基础上，结合福利三角理论，从原初的"家庭、市场和国家"演绎出"家庭、社区和康复服务保障制度"的新福利三角分析框架。利用符合实际的分析框架，可以从以家庭和社区为代表的非制度性康复服务供给与康复服务保障制度供给方面，进一步深入理解和分析影响老年残疾人康复服务供给的相关因素，从而使本研究的系统分析更充实丰满。

二、未来展望

首先，本研究是在主要利用第二次全国残疾人抽样调查数据、2007 ~ 2010 年度全国残疾人状况监测主要数据等相关资料的基础上开展研究的，限于作者的数据分析处理能力，带有普查特点的残疾人数据难免会对研究分析的深度产生影响，对于第二次全国残疾人抽样数据及相关资料的进一步深入理解和合理应用是未来开展研究的重要方面之一。

其次，通过第二次全国残疾人抽样调查数据等资料分析而得的老年残疾人康复服务需求具有宏观特征，若想全面反映该群体的微观个体需求特征、具体的拓展性需求及延伸性需求，还需要结合面向残疾人的实地调研和深度访谈加以完善质性分析的深度。如何搜集和获取老年残疾人群康复服务需求的第一手资料，进而与现有文献资料相结合，进一步增加论证的充实性，成为开展后续研究需要考虑的关键问题。

此外，老年残疾人康复服务问题所涉及的研究内容非常广泛，本研究仅就其中的老年残疾人康复服务需求及康复服务利用等基本问题进行了探讨，实属冰山一角。如农村老年残疾人社区康复发展问题、康复服务保障的财政责任具体分担问题、康复人才的发展建设问题、基层康复协调员的管理与激励机制问题等，均是发展和完善老年残疾人康复服务保障的重要方面，本研究并没有详细触及，有待于后续研究进一步探索。

第五章　常用的康复治疗与技术

本章主要论述老年人康复的治疗与技术，常用的治疗方法有物理治疗、作业治疗、言语治疗、康复工程、心理康复和文娱疗法，针对老年人不同的情况，使用专业的技术给予帮助，恢复老年人的健康状态。

第一节　物理治疗

一、运动治疗

（一）概述

1. 定义

物理治疗（physical therapy，PT）是指应用光、电、声、磁、力和热等物理学因素来治疗疾患，改善或重建躯体功能的一种方法。其中通过徒手或借助器械，以运动学、生物力学和神经发育学为基础，以作用力和反作用力为主要治疗因子，达到恢复或改善躯体、生理、心理和精神功能障碍的治疗方法称为运动治疗，是物理治疗的主要部分。

2. 治疗作用

改善运动组织（肌肉、骨骼、关节、韧带等）的血液循环和代谢能力；改善关节活动范围、放松肌肉、纠正躯体畸形、止痛；提高肌力、耐力、心肺功能和平衡协调能力；提高神经-肌肉运动控制能力等。

3. 基本种类

包括被动运动、辅助-主动运动、主动运动、抗阻运动、牵伸运动等。运动疗法的内容丰富，主要包括：关节活动范围训练、肌力增强训练、协调性训练、平衡功能训练、呼吸训练、体位转换训练、步行训练、医疗体操、易化技术等，分别简述如下。

（二）关节活动范围训练

1. 概述

关节活动范围即关节所能达到的活动范围，有主动和被动之分：①被动关节活动范围：是指肌肉无随意收缩、在外力作用下达到的关节活动范围；②主动关节活动范围：是由肌肉随意收缩产生的关节活动范围。关节活动范围训练是指利用各种有效的措施来维持和恢复因组织粘连或者肌肉痉挛等原因所导致的关节活动功能障碍的运动训练。

2. 影响关节活动的因素

主要包括生理因素和病理因素。①生理因素：如拮抗肌肌张力的限制、软组织相接触、关节韧带张力的限制或松弛、关节周围组织的弹性情况、骨组织的限制等；②病理因素：如关节部位发生病变、损伤、淤青或长期卧床、保持某一体位静止不动等引起的关节囊水肿、结缔组织变性，造成关节周围组织粘连、关节挛缩、关节活动范围降低。除此以外，皮肤瘢痕挛缩、肌肉痉挛、骨性强直及骨质增生，也会影响关节活动范围。

3. 选择适宜训练方法

根据病人双侧主、被动关节活动范围评价结果选择合适的训练方式，训练过程中病人应处于正确体位，提供必要的稳定与支撑。每次每个关节做平滑而有节律的活动 5 ~ 10 次，或酌情重复。活动可按运动平面进行，以肩关节为例：①围绕肩关节的矢状轴产生关节的额状面活动，即内收和外展；②围绕肩关节的水平轴产生关节的矢状面活动，即屈和伸；③围绕肩关节的垂直轴产生关节的水平面活动，即内旋和外旋。也可按复合平面或功能模式进行。主要训练方式如下。

（1）被动关节活动范围训练。是指在病人完全不用力的情况下，借助外力来完成关节活动范围训练的方法，外力主要来自于治疗师、病人健肢以及各种康复训练器械。持续被动活动（continuous passive motion，CPM）是相对间断活动而言，即在一定时间内、不间断地重复进行病人耐受的被动关节活动范围训练。

本疗法在术后可立即用于患肢，术后当天可根据情况在 20°~ 30°内活动，以后可视病情改善程度每日或每次训练时对活动度进行调整，逐步增大活动范围。禁忌证：各种原因所致的关节不稳、骨折未愈合又未做内固定、骨关节肿瘤、全身状况极差、病情不稳定等。若运动破坏愈合过程、造成该部位新的损伤、导致疼痛、炎症等症状加重时，训练也应禁忌。

（2）辅助-主动关节活动范围训练。是指病人在外力的辅助下主动收缩肌肉来完成关节活动的运动训练，助力可由治疗师、病人健肢、各种康复器械（如棍棒、滑轮和绳索装置等）以及引力或水的浮力提供。适用于可进行主动肌肉收缩但肌力相对较弱，不能完成全关节活动范围的病人。禁忌证同被动关节活动训练。

（3）主动关节活动范围训练。是由病人主动用力完成关节活动的运动训练，通常与肌力训练同时进行。适用于可主动收缩肌肉且肌力大于3级的病人。通过主动关节活动范围训练达到改善和扩大关节活动范围，改善和恢复肌肉功能以及神经协调功能的目的。禁忌证同被动关节活动范围训练。

（4）关节松动术（joint mobilization）。是指治疗师在关节的可动范围内完成的一种针对性很强的手法操作技术，属于被动运动范畴，具体应用时常选择关节的生理运动和附属运动作为治疗手段，以达到维持和改善关节活动范围、缓解疼痛的目的。关节松动术主要包括两种类型的运动：①被动振动运动，即在关节运动范围内的任何位置，每分钟进行2~3次的小幅度或大幅度的振动；②持续牵拉：在关节的活动范围终末端，牵拉并进行轻微幅度的振动。手法分级范围随着关节可动范围的大小而变化，当关节活动范围减少时，分级范围相应减小，当治疗后关节活动范围改善时，分级范围也相应增大。

澳大利亚麦特兰德的关节松动技术4级分法比较完善，应用较广泛，如图5-1所示。其中，Ⅰ、Ⅱ级适用于治疗因疼痛引起的关节活动受限；Ⅲ级适用于治疗关节疼痛并伴有僵硬；Ⅳ级适用于治疗关节因周围组织粘连、挛缩而引起的关节活动受限。

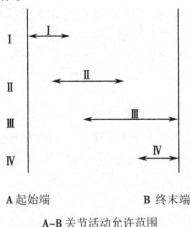

A 起始端　　　　　　　　B 终末端

A-B 关节活动允许范围

图5-1　关节松动术分级

适应证：任何由力学因素（非神经性）引起的关节功能障碍；可逆性关节活动范围降低；由功能性关节制动引起关节内及周围组织粘连而造成的关节僵硬，关节活动范围受限等；脱位关节或关节内组织错乱的复位等。

禁忌证：关节活动过度、外伤或疾病引起的关节肿胀、关节急性炎症、恶性疾病、严重骨质疏松、关节不稳定、关节骨折未愈合、急性神经根炎症或压迫、椎动脉供血不足。

（5）软组织牵伸技术。软组织是指肌肉及其辅助装置（肌腱、筋膜、滑囊、腱鞘）、关节辅助装置（关节囊、韧带）以及皮肤等连接组织。软组织牵伸技术是指通过外力（人工或机械/电动设备）牵伸并拉长挛缩或短缩的软组织，并且做轻微的超过组织阻力和关节活动范围的运动训练，以达到改善或重新获得关节周围软组织的伸展性，防止发生不可逆的组织挛缩，调节肌张力，增加或恢复关节活动范围，预防或降低躯体在活动或从事某项运动时出现的肌肉、肌腱损伤。

牵伸分为被动牵伸和主动抑制。被动牵伸又分为手法牵伸、机械牵伸和自我牵伸。主动抑制技术对放松由于神经肌肉障碍引起的肌无力、痉挛或瘫痪作用甚微，只能放松肌肉组织中具有收缩性的结构，而对结缔组织尤其是挛缩组织作用不大，在牵伸肌肉之前，使病人自主有意识地放松该肌肉，使肌肉收缩机制受到人为抑制，此时进行最小阻力的牵伸。

（6）关节活动范围训练护理要点。①活动前后观察病人的一般情况，注意重要体征、皮温、颜色、关节活动范围的变化、有无疼痛等；②帮助病人做好治疗部位的准备，如局部创面的处理，矫形器、假肢的处置；③运动出现疼痛时，酌情调整运动范围并记录治疗效果，改进训练方法；④实施关节松动术及进行软组织牵伸前，应向病人进行宣教及实施心理护理，使病人做好治疗前的心理准备，特别是关节松动术实施中，可能会加重疼痛，实施后也会有一过性疼痛加重的现象，此时，酌情给予止痛药物，或给予局部物理治疗以缓解疼痛；⑤熟悉每一种疗法的适应证与禁忌证。

（三）肌力增强训练

肌力是指肌肉收缩时能产生的最大力量，与肌肉收缩时的张力有关。肌力增加，心血管系统产生相应反应，肌肉耐力和爆发力也相应增加。

1. 肌力训练基本原则

（1）抗阻训练原则。训练中施加阻力是增强肌力的重要因素。当肌力在3级以上时，应考虑采用负重或抗阻训练，使收缩肌肉的张力水平增加，只有这样才能达到增强肌力的目的。

（2）渐进抗阻训练原则。肌肉收缩时抗阻有利于增加肌力。阻力的大小应根据病人现有状态、疼痛程度、体力水平而定，一般按渐进抗阻原则，主要应用于等张性训练。训练前先测某一肌群对抗最大阻力完成 10 次动作的重量（只能完成 10 次，无力完成第 11 次），这个量称为 10RM（repeated maximum），以该极限量为基准，分成 3 组进行训练，分别为：10RM 的 1/2 量、3/4 量、全量，每组重复训练 10 次，各组之间少许休息。每天进行 1 次或每周进行 4 至 5 次，每周训练结束时，重新测定 1 次 10RM 量，进行调整，至少坚持 6 周。

（3）超负荷原则。根据所训练肌肉的现有肌力水平，所给的负荷阻力应略高于现有的能力，但是应避免出现过度疲劳。过度疲劳的表现为：运动速度减慢、运动幅度下降、肢体出现明显的不协调动作、肌力反而下降或主诉疲乏劳累，一旦出现上述症状，应立即停止训练，及时调整训练方案。

（4）超量恢复原则。是指肌肉或肌群经过适当的训练后，产生适度的疲劳。肌肉或肌群先经过疲劳恢复阶段，然后达到超量恢复阶段。在疲劳恢复阶段，训练过程中消耗的能源物质、收缩蛋白、酶蛋白恢复到运动前水平；在超量恢复阶段，这些物质继续上升并超过运动前水平，然后又逐渐降到运动前水平。因此，肌力增强训练应在前一次超量恢复阶段进行，以前一次超量恢复阶段的生理生化水平为起点，起到巩固和叠加超量恢复的作用，逐步实现肌肉形态的发展及功能的增强。

2. 肌力训练方法

根据是否施加阻力可分为：①非抗阻力训练。包括主动运动和主动 - 助力运动；②抗阻力训练。包括等张性、等长性、等速性抗阻力运动。根据肌肉收缩方式可分为等张训练、等长训练和等速训练。

（1）等张收缩训练。肌肉收缩时，肌肉长度有变化而肌张力不变，产生关节运动，如图 5 - 2 所示。分为向心性收缩和离心性收缩。根据病人的肌力和功能的需要，可将阻力施加在肌肉拉长或缩短时。

（2）等长收缩训练。肌肉收缩时，肌张力增加而肌肉长度不变，不发生关节运动，但肌张力明显增高，如图 5 - 3 所示。在运动中，等长收缩训练是增强肌力的有效方法，特别适用于关节疼痛和关节不允许活动情况下进行肌力增强训练，以延缓和减轻肌肉废用性萎缩。

（3）等速训练。也称为等动训练，该训练需要在专门的等速训练仪上进行。由仪器限定了肌肉收缩时肢体的运动速度，根据运动过程中肌力大小变化调节外加阻力。主要特点是受训肢体在运动全过程中始终保持相等的角速度（单位时间移动的角度度数），而阻力是变化的，在整个运动过程中只有肌肉张力和力矩输出增加。

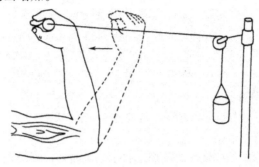

图 5-2　肱二头肌的等张收缩

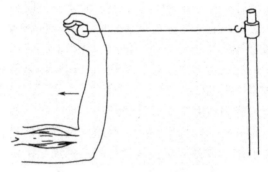

图 5-3　肱二头肌的等长收缩

（四）平衡训练

该活动是可以改善人体平衡功能的训练，用以锻炼本体感受器、刺激姿势反射，适用于治疗神经系统或前庭器官病变所致的平衡功能障碍。

1．训练内容

训练项目主要包括静态平衡（即在安静坐或立位状态下能以单侧及双侧负重而保持平衡）及动态平衡（包括自动动态、他动动态平衡以及动作中平衡）。①静态平衡训练的大致顺序为：前臂支撑俯卧位、前臂支撑俯卧跪位、前倾跪位、跪坐位、半跪位、坐位、站立位（扶平行杠站立、独自站立、单腿站立）；②动态平衡训练是在支撑面由大到小、重心由低到高的各种体位，逐步施加外力完成，具体可通过摇晃平衡板训练、大球或滚筒上训练以及通过平衡仪进行训练；③自动动态平衡指病人自己取坐或立位时，自己改变重心的平衡功能；④他动动态平衡指病人在外力破坏其平衡的作用下，仍能恢复平衡。

2. 护理要点

护理时需要注意以下几点：①训练时要求病人放松、消除紧张及恐惧心理。医护人员要时刻注意病人的安全，预防跌倒，避免造成病人再次损伤和增加心理负担。②训练必须由易到难，注意保护，并逐步减少保护。③从静态平衡训练开始，逐步过渡到自动动态平衡，再过渡到他动动态平衡。④训练时所取的体位应由最稳定的体位，逐渐过渡到最不稳定的体位。逐步缩减病人的支撑面积和提高身体重心，在保持稳定性的前提下逐步增加头颈和躯干运动，由注意保持平衡到不注意也能保持平衡，由睁眼训练保持平衡过渡到闭眼的平衡训练。

（五）协调性训练

协调功能主要是协调各组肌群的收缩与放松。协调性训练是以发展神经肌肉运动控制协调能力为目的的训练，常用于神经系统和运动系统疾病的病人。它是利用残存部分的感觉系统以视觉、听觉和触觉来管理随意运动，其本质在于集中注意力，进行反复正确的练习。协调性障碍包括深感觉性、小脑性、前庭迷路性及大脑性的运动失调，帕金森病及由于不随意运动所致的协调性障碍。

1. 训练方法

要适合病人现有功能水平，上肢着重训练动作的准确性、节奏性与反应的速度，下肢着重训练正确的步态。训练顺序是：①先易后难，先卧位，再在坐位、立位、步行中进行训练；②先单个肢体、一侧肢体（多先做健侧或残疾较轻的一侧），再双侧肢体同时运动；③先做双侧对称性运动，再做不对称性运动；④先缓慢，后快速；⑤先睁眼做，再闭眼做。

2. 护理要点

护理时需要注意以下几点：①可指导病人利用一些生活动作来辅助强化协调动作。例如，可采用作业疗法、竞赛等趣味性方法进行训练；②操练时切忌过分用力，以避免兴奋扩散，因为兴奋扩散往往会加重不协调；③所有训练要在可动范围内进行，医护人员要时刻注意保护病人，避免再次受伤和增加心理负担。

（六）呼吸训练

以改善通气；改善呼吸肌的肌力、耐力及协调性，减少肌肉强直的固定作用；促进排痰和痰液引流；保持或改善胸廓的活动度；建立有效的呼吸方式；促进放松；增强病人整体的功能为训练目标。

1. 呼吸肌强化训练内容

增强膈肌、肋间肌和腹外肌的训练：①对于只能取卧位的病人，由治疗师用手法揉提、按摩肋间肌。②对于可以起坐的病人，进行缓慢起坐练习和侧方起坐练习以加强腹肌。增强胸肌、腰背肌的训练：①可取坐位，以前屈辅助呼气，以后伸辅助吸气；②也可取立位，双手持体操棒，双足开立，上举时吸气，放下时呼气；③双手斜上举体操棒，向右侧屈时吸气，向左侧屈时呼气，双手持体操棒向后转体时吸气，转回原位时呼气。

2. 适应证和禁忌证

适应证：呼吸系统疾患、心肺手术后及脊髓损伤；体弱病人早期康复时练习。禁忌证：临床病情不稳定、感染未控制；呼吸衰竭病人；训练时可导致其病情恶化的其他临床情况。

3. 护理要点

护理时需要注意以下几点：①不可在饭后或空腹时训练；②采用放松、舒适的体位，例如卧位、半卧位、前倾依靠坐位等；③避免过深呼吸，以防引起一过性呼吸停止；④胸式呼吸和胸式分节呼吸训练适用于胸腹部手术的术前和术后，有助于胸肌肌力的恢复和残存肺的强化；⑤心肺手术者应于术前1周开始预备训练。

二、其他物理因子治疗

（一）光疗法

利用日光或人工光线来作为防治疾病促进机体康复的重要方法。光疗包括红外线疗法、可见光疗法、紫外线疗法、激光疗法。

1. 红外线疗法

红外线对机体的作用基础是热效应，应用红外线治疗疾病的方法称为红外线疗法。

（1）适应证。①各种亚急性和慢性损伤：肌肉劳损、腱鞘炎、扭挫伤等，尤其是软组织扭挫伤恢复期；②软组织炎症吸收期：疖、痈、蜂窝织炎、淋巴结炎等软组织炎症吸收期；各种慢性关节炎和关节病；③其他：周围神经损伤、肌痉挛、关节纤维性挛缩、冻伤、压疮、术后粘连、慢性胃肠炎等。

（2）禁忌证。急性炎症、恶性肿瘤、出血倾向、高热、重症动脉硬化病人、活动性结核等。下列情况下谨慎使用：水肿可能会因组织温度增高而加重；感觉失常不能明确判定热度的病人；意识障碍病人。

（3）红外线照射治疗护理要点。①红外线照射眼睛可引起白内障和视网膜烧伤，故照射头面部或上胸部时应让病人戴深色防护眼镜或用棉花沾水敷贴于眼睑上。②急性创伤 24~48h 内局部不宜用红外线照射，以免加剧肿痛和渗血。③下列情况照射时要适当拉开照射距离，以防烫伤：植皮术后；新鲜瘢痕处；感觉障碍者如老人、儿童、瘫痪病人。④治疗过程中病人不得随意移动，以防触碰灯具引起灼伤，医护人员应随时询问病人的感觉，观察局部反应。治疗中病人如诉头晕、心慌、疲乏无力等不适，应停止治疗并对症处理。⑤多次治疗后，治疗部位皮肤可出现网状红斑，以后会有色素沉着。

2. 紫外线疗法

用紫外线进行治疗称紫外线疗法。紫外线又分成长波紫外线、中波紫外线、短波紫外线三段。

（1）治疗作用。杀菌作用、消炎作用、促进维生素 D_3 的形成、镇痛作用、脱敏作用、促进组织再生、调节机体免疫功能、光致敏作用等。

（2）适应证。紫外线疗法适用于风湿性疼痛、骨质疏松症疼痛、急性神经痛、急性关节炎、皮肤、皮下急性化脓性感染、感染或愈合不良的伤口、佝偻病、软骨病、银屑病、白癜风、变态反应性疾病（如支气管哮喘、荨麻疹）等。

（3）禁忌证。恶性肿瘤、心肝肾衰竭、出血倾向、活动性肺结核、急性湿疹、红斑性狼疮、光过敏性疾病、应用光敏药物（除外光敏治疗）者。

（4）紫外线照射疗法护理要点。①照射时应注意保护病人及操作者的眼睛，以免发生电光性眼炎；②严密遮盖非照射部位，以免超面积超量照射。

3. 激光疗法

激光是一种因受激光辐射而发出的光。激光是一种方向性强、亮度高、单色性好、相干性好的光。

（1）治疗作用。①热效应；②机械效应；③光化学效应；④电磁效应。光的治疗作用随其能量的大小而不同。非破坏性的低能量激光主要有抗炎、镇痛、刺激组织生长、影响内分泌功能、调节神经及免疫功能等作用。高能量破坏性的激光主要用作光刀以供外科切割、焊接或烧灼之用。

（2）禁忌证。恶性肿瘤（光敏治疗除外）、皮肤结核、活动性出血、心肺肾衰竭等。

（3）激光疗法护理要点。①烧灼治疗后应保持局部干燥，避免局部摩擦，尽量使其自然脱痂；②照射治疗时，不得直视光源，治疗时医务人员须戴护目镜，病人面部治疗时也应戴护目镜；③治疗过程中，医护人员应随时询问病人的感觉，以舒适温度为宜，并根据病人的感觉随时调整照射距离，病人不得随意变换体位，或移动激光管。

（二）磁疗法

应用磁场作用于人体治疗疾病的方法称为磁疗法。

1. 作用与用途

具有较好的止痛作用，对中枢神经系统的抑制作用，以及抗渗出和促进吸收的双重作用。对慢性和急性炎症均有一定的消炎作用。对自主神经功能有调节作用，对早期高血压有降压作用。

2. 适应证

软组织损伤、血肿、神经炎、神经痛、关节炎、神经衰弱、高血压、颈椎病、肩周炎、面肌抽搐、乳腺小叶增生、颞颌关节炎、支气管炎、哮喘、视网膜炎、痛经等。

3. 禁忌证

高热、出血倾向、孕妇、心力衰竭、极度虚弱、皮肤溃疡等。

4. 护理要点

护理时需要注意以下几点：①眼部磁疗时，应采用小剂量，时间不宜过长。②密切观察磁疗不良反应的出现。常见磁疗不良反应有头晕、恶心、嗜睡、失眠、心慌、心跳、治疗区皮肤瘙痒、皮疹、疱疹等。不良反应的发生率与磁场强度成正比，0.1T以下的磁场很少发生不良反应。发生不良反应后，只要停止治疗，症状即可消失。③对老年、体弱、小儿、急性病、头部病变者一般均以小剂量开始，逐渐加大剂量。

（三）超声波疗法

应用频率大于20000Hz，不能引起正常人听觉反应的机械振动波，作用于人体以治疗疾病的方法。

1. 作用与用途

具有机械、温热和化学三种生物学作用。另外还有缓解肌痉挛、软化瘢痕、镇痛，以及加强组织代谢、提高细胞再生能力、促进骨痂生长、消炎的治疗作用。

2．适应证

瘢痕、注射后硬结、扭伤、关节周围炎、肌肉血肿、骨膜炎、肩周炎、腱鞘炎、类风湿脊柱炎、坐骨神经痛等。

3．禁忌证

急性化脓性炎症、严重心脏病、局部血液循环障碍、骨结核、椎弓切除后的脊髓部位、小儿骨骺部位、孕妇下腹部等禁用。头、眼、生殖器等部位慎用。常规剂量的超声波禁用于肿瘤。

4．超声波疗法护理要点

（1）注意事项。①使病人了解治疗的正常感觉；②观察治疗后反应，如有不良反应，应及时联系治疗师，调整治疗剂量；③体温 38℃ 以上者，应暂时停止治疗；④治疗部位进行有创检查（局部穿刺、注射、封闭等）之后 24h 内，停止治疗。治疗作用随其能量的大小而不同。非破坏性的低能量激光主要有抗炎、镇痛、刺激组织生长、影响内分泌功能、调节神经及免疫功能等作用。高能量破坏性的激光主要用作光刀以供外科切割，焊接或烧灼之用。

（2）禁忌证。恶性肿瘤（光敏治疗除外）、皮肤结核、活动性出血、心肺肾衰竭等。

（3）激光疗法护理要点。①烧灼治疗后应保持局部干燥，避免局部摩擦，尽量使其自然脱痂；②照射治疗时，不得直视光源，治疗时医务人员须戴护目镜，病人面部治疗时也应戴护目镜；③治疗过程中，医护人员应随时询问病人的感觉，以舒适温度为宜，并根据病人的感觉随时调整照射距离，病人不得随意变换体位，或移动激光管。

第二节　作业治疗

一、概述

（一）概念

作业治疗（occupational therapy，OT）是康复医学的重要组成部分，是一个相对独立的康复治疗专业。世界作业治疗联盟（WFOT）把作业治疗定义为：通过选择性的作业活动去治疗有身体或精神疾患的伤残人士，提高病人在各方面达到最高程度的功能水平和独立性。2001 年 WHO 颁布的《国际功能、残疾和健康分类》 （International Classification of Functionin，Disability，and Heahh，ICF）将作业治疗的定义修改为：协助功能障碍的病人选择、参与、应用有目的和有意义的生活，以达到最大限度地恢复躯体、心理和社会方面的功能，增进健康，预防能力的丧失及残疾的发生，以发展为目的，鼓励他们参与及贡献社会。

（二）特点

作业治疗和运动疗法中功能锻炼的侧重点有所不同。运动疗法以恢复各关节的活动度、增强肌力，以及提高身体的协调和平衡功能为主；作业治疗则是在运动疗法的基础上，强调恢复上肢的精细协调动作，以适应日常生活活动及工作、职业的需要，作业治疗不仅仅是功能锻炼的延续，而且是获得新的日常生活活动能力及职业能力的过程。

（三）目标

作业治疗的最终目标是：①维持病人现有功能，最大限度发挥其残存功能；②提高病人日常生活活动自理能力；③为病人提供职业前的技能训练，帮助其回归家庭和社会；④为病人设计及制作个体化的与日常生活及职业相关的各种自助器具；⑤通过适宜的作业活动训练，增加病人的自信心，促进其重返家庭和社会。

（四）内容

作业治疗包括：①以病人为中心，设计和选择有目的性的作业活动，全面调动病人的积极性，主动参与选择性活动，重点在于增加手的灵活性、眼和手的协调性、对动作的控制能力和工作耐力，以达到有目的地利用时间、空间和能力进行日常生活活动、工作和娱乐，进一步提高和改善日常生活活动能力；②作业治疗是一种创造性活动，需要协调、综合地发挥躯体、心理和情绪及认知等因素的作用，并且每种作业活动都应符合病人的需求并能被病人所接受，使病人能积极主动地参加；③应以治疗病人躯体和精神疾患为主，着眼于帮助病人恢复或取得正常的、健康的、独立而有意义的生活方式和生活能力。

二、分类

（一）按作业治疗的名称分类

主要分为日常生活活动训练，手工艺作业，文书类作业，治疗性游戏作业，园艺作业，木工作业，黏土作业，皮工作业，编织作业，金工作业，制陶作业，工作装配与维修，认知作业，计算机操作、书法、绘画作业等。

（二）按治疗目的和作用分类

主要分为用于减轻疼痛的作业，用于增强肌力的作业，用于增强肌肉耐力的作业，用于改善关节活动度的作业，用于增强协调性的作业，用于改善步态的作业，用于改善整体功能的作业，用于调节心理、精神和转移注意力的作业，用于提高认知能力的作业等。

（三）按作业治疗的功能分类

主要分为功能性作业治疗、职业作业治疗、心理性作业治疗、作业宣教和咨询、环境干预以及辅助技术。

三、作用

（1）增加躯体感觉和运动功能。结合神经生理学疗法，以改善躯体的感觉和运动功能，如增加关节活动度、加强肌肉力量、耐力，改善身体协调性、平衡能力以及手指的精细功能等。

（2）改善认知和感知功能。以提高大脑的高级功能，如定向力、注意力、认识力、记忆力、顺序、定义、概念、归类、解决问题、安全保护意识等。

（3）提高生活活动自理能力。通过生活活动自理能力的训练，矫形器及自助器具的使用，提高病人自行活动能力、自我照料能力、环境适应能力以及工具使用能力等。

（4）改善参与社会及心理能力。以改善病人进入社会和处理情感的能力，如自我观念、价值、介入社会、人际关系、自我表达、应对能力等，帮助病人克服自卑、孤独、无助等心理，并且调动病人的积极性，参与到社会活动中去。

四、处方

康复医师和作业治疗师根据病人的性别、年龄、职业、生活环境、个人喜好、身体状况、功能障碍特点、残疾程度、合并症和禁忌证等情况，拟订一张详细的作业治疗处方。处方内容包括作业治疗的评定内容和结果、现阶段治疗目标、现阶段训练方案以及训练的强度、持续时间、频率和注意事项等内容。

（一）作业治疗的评定

包括收集、归纳、分析资料，诊断和制订个体性治疗计划。收集资料时，首先对病人的作业活动能力进行评定，在此基础上对影响作业活动的各种因素进行评定，包括躯体、精神和各种环境因素。通过全面检查，发现病人的日常生活活动受到影响的情况，并且找出原因，制订个体性、针对性的作业治疗计划。

（1）运动功能检查。包括关节活动度测量、徒手肌力评定、运动协调性检查等。

（2）感觉功能检查。感觉检查的主要内容包括：①痛觉检查。用针轻刺病人皮肤，要求病人在感受到疼痛时立刻予以回答，并指明疼痛部位；②触觉检查。病人紧闭双眼，评定者用毛笔或者棉花触及病人体表，刺激要双侧对称进行；③温度觉检查。将分别装有 5~10℃ 的冷水和 40~50℃ 的热水的器皿置于病人面前，病人紧闭双眼交替碰触，并且指出冷、热的感觉，双侧都要进行；④位置觉检查。病人紧闭双眼，评定者将患侧肢体被动运动到一定位置，让病人利用健侧肢体模仿相应的动作；⑤形体觉检查。病人紧闭双眼，将生活中熟悉的物品放于病人手中，让病人进行辨认。感觉检查的评定标准包括：感觉消失、感觉降低、感觉过敏、正常。

（3）认知综合功能。是指运用脑的高级功能的能力，包括觉醒水平、定向力、注意力、认识记忆力、顺序、定义、关联、概念、归类、解决问题、安全保护、学习概括等能力。

（4）日常生活活动能力。指日常生活中的功能性活动能力。常用的 Barthel 指数分级法是 1965 年美国 Barthel 提出的，1987 年进行了修订，称为改良 Barthel 指数。日常生活能力分为基本日常生活活动和工具性日常生活活动两大类。

（5）社会心理功能。指进入社会和处理情感的能力。包括自我概念、价值、兴趣、介入社会、人际关系、自我表达、应对能力、时间安排、自我控制等。

（二）作业治疗功能训练

作业治疗的功能训练是指根据不同的个体，选择对其躯体、心理和社会功能有一定帮助的、适合病人个体需求的作业活动。同时考虑到病人的兴趣爱好、文化背景、生活，工作环境和社会地位等因素。主要包括以下内容。

1. 治疗的功能训练

传统意义上的康复医学是以运动功能障碍为中心，所有的治疗的活动都是为作业活动做准备的。所以，运动功能训练是作业治疗中最基本的，也是最常用的。

（1）增加肌力的训练。作业治疗中不仅要进行患侧肌群的肌力训练，而且要训练健侧使之超过原有的正常肌力，以提高代偿能力。增加肌力的训练方式包括：主动助力运动、主动运动、抗阻运动。应用的肌肉收缩形式有等长收缩和等张收缩。①抗阻等张运动训练。如抗阻的斜面磨砂板活动训练；②主动等张运动训练。如使用锤子，训练上肢肌力，使用橡皮泥训练手的力量；③主动助力训练。如上肢借悬吊带进行一些活动，这主要是等张收缩形式；④被动牵拉训练。可增加关节活动度；⑤主动牵拉训练。利用主动肌的力量牵拉拮抗肌；⑥无抗阻的等张运动训练；⑦抗阻等长运动训练。用于肌力 2^+ 或 3^+ 肌肉，任何需要保持姿势的动作均作为此种练习，如抬高上肢绘画；⑧神经肌肉控制训练。

（2）增加耐力的训练。低负荷、重复多次的练习，可增加肌肉的耐力。

（3）增加心肺功能的训练。主要为有氧运动训练，需要达到最大耗氧量的 $50\% \sim 85\%$。

（4）增加关节活动度的训练。主动运动和被动运动均可增加关节活动度与灵活性。可以设计一些病人感兴趣的增加关节活动范围的作业活动，一方面使病人产生兴趣坚持训练，另一方面能够达到维持和不断扩大关节活动度的目的，如，利用桌面推拉滚筒运动、斜面磨砂板等作业活动，可调整病人的座位方向，进行肩关节的前屈、后伸、外展、内收等关节活动度的训练。

（5）增强灵活性的训练。对于上肢精细运动障碍的病人，可以进行编织、制陶等工艺活动，也可以利用蛋壳进行镶嵌的作业活动，最后制成漂亮的作品，一方面能够锻炼病人上肢的灵活性，另一方面可以提高病人的自信心。

（6）增强协调性和平衡功能的训练。协调性是由本体感觉反馈所控制的自动反应。因此通过多次练习，病人的神经系统可以自发地控制肌肉的运动。如制陶、编织等工艺活动可增加双手的协调能力；套圈、扔沙包等活动可增强上肢和下肢的协调和平衡能力，可根据病人的实际情况，变化病人站立的姿势，如病人可双脚前后位、双脚并拢位等，或者逐渐由静态平衡向动态平衡过渡，循序渐进，充分发挥作业治疗创造性、灵活性、适应性强等特点，为病人制定个体化训练方案。

（7）感觉训练。对存在感觉障碍的病人要认真进行评估，区分深浅感觉障碍，有针对性地进行健侧和患侧的同步治疗，强化正确感觉的输入包括触觉、疼痛觉、固有感觉、温度觉等，反复训练，以达到最好的效果。

2. 个人日常生活活动

个人卫生（洗脸、刷牙、梳头、洗澡和如厕等）、进食（如端碗、持杯、用筷或刀叉、汤匙抓拿或切割食品等）、床上活动（翻身、坐起、移动、上下床等）、更衣（穿脱衣裤和鞋袜等）、转移训练（如床和轮椅间的转移、轮椅和拐杖的使用等）以及站立、室内外步行、跨门槛、上下楼梯、乘公共汽车或骑自行车等。

3. 家务活动

具体方法有烹调配餐（如配备蔬菜、切割鱼、肉、敲蛋、煮饭和洗涤锅碗瓢盆等）、清洁卫生（如使用扫把、拖把、擦窗、整理物品、搬移物件等），其他如使用电器、购物、管理家庭经济以及必要的社交活动。

4. 教育的技能活动

这是寓教于技能的活动训练。通常适用于儿童或感官残疾者。需具备必要的学习用具包括：各种图片、动物玩具和各种大小型的积木和玩具等。在受到教育的同时对具有感官障碍者还有知觉-运动功能的训练，如皮肤触觉和本位感觉（通过对关节肌肉的本体感受器进行刺激）训练、感觉运动觉（包括位置觉）的训练等。

5. 职业前活动训练

包括职业前评估和职业前训练两部分。在病人可以回归社会，重返工作岗位之前，必须对身体和精神方面以及现有的功能进行测定和评价，根据个人爱好和职业技能要求选择相应的作业技能训练。

6. 心理的作业活动

通过作业活动给病人以精神上的支持，减轻病人的不安和焦虑，或给病人提供一个发泄不满情绪的条件，主要包括各种球类活动在内的文体活动和园艺活动，常以集体的形式进行治疗。要设法创造条件，促进病人之间以及治疗师、家属与病人进行交流，这是一种特殊的心理治疗方法。如截瘫病人的射箭比赛、篮球比赛，偏瘫病人的郊游、游泳，截肢病人的羽毛球比赛，精神病病人的庭园管理（如种花、植树、锄地、拔草等）等。活动设计需要充分调动病人的参与活动积极性，转移注意力，增强病人的自信心，主动参与社会活动。另外，还要充分掌握轮椅、假肢和各种支具的使用，只有熟练操纵以后才能融入到园艺或娱乐活动中去。

7. 辅助器具配置和使用活动训练

辅助器具是病人在进食、着装、如厕、写字、打电话等日常生活娱乐和工作中为了充分利用残存功能，弥补丧失的功能而研制的一种简单实用帮助障碍者使之自理的器具。辅助器具大多是治疗师根据病人存在的问题予以设计并制作的简单器具，如防止饭菜洒落的盘挡；改造的碗、筷协助固定餐具的防滑垫等；加粗改进型的勺、叉；帮助完成抓握动作的万能袖等。

8. 假肢的使用活动训练

假肢是为了补偿、矫正或增强病人已缺失的、畸形的或功能减弱的身体部分或器官，使病人最大限度地恢复功能和独立生活的能力。在安装假肢前后均需进行功能训练，如站立，行走，左右平衡训练，上下楼梯的训练以及穿戴前后的使用训练。

9. 认知综合功能训练

对觉醒水平、定向力、注意力、认识力、记忆力、顺序、定义、关联、概念、归类、解决问题、安全保护、学习概括分别进行训练。如提高觉醒水平，可用简单的问题提问，或反复声音刺激等；每天进行空间、时间的问答，刺激提高病人的定向能力；帮助病人回忆熟悉的事物可提高病人的记忆力；阅读书刊能逐步使病人理解定义、概念等。

第三节　言语治疗

一、治疗目标

康复过程中可以将治疗目标分为长期目标和短期目标。长期目标：根据评定结果推测病人最终可能达到的交流水平，包括恢复原来的工作或改变工作，参与社会活动、社区交往或回归家庭等。短期目标：将达到最终目标的过程，分成若干阶段逐步设定具体细致的目标，即根据失语症或构音障碍的不同类型、不同程度，选择合适的训练课题，设定可能达到的水平和预后所需的时间。

二、治疗开始时间

正规的言语训练开始时期应是急性期已过，病人病情稳定，能够耐受集中训练至少 30min 时即可逐渐开始训练；开始治疗的时间越早，效果越好。出现以下情况应停止训练：①全身状态不佳；②意识障碍；③重度痴呆；④拒绝或无训练动机和要求者；⑤接受一段时间的系统语言训练，已达到相对静止状态（也称平台期）。

三、训练方式

（1）一对一训练。一名治疗师对一名病人的训练方式。根据病人的具体情况，制订出个人训练计划和具体语言训练内容。优点是病人注意力集中，刺激条件容易控制，治疗课题针对性强，可以及时调整。

（2）集体训练。将各种类型及不同程度的语言障碍病人集中在一起，以小组的形式进行语言治疗。特点是能够改善语言障碍病人对社会的适应性，减少心理不安，提高交流欲望，同时给语言障碍病人提供了一个交流的场所，对改善由于语言障碍所致的其他障碍问题，如心理、情绪、人际关系方面等起到积极的作用。

（3）自主训练。病人经过一对一训练之后，充分理解了语言训练的方法和要求，具备了独立练习的基础，这时治疗师可将部分需要反复练习的内容让病人进行自主训练。教材、内容和量由治疗师设计决定，治疗师定期检查。

（4）家庭训练。语言治疗师将评定和制订的治疗计划介绍和示范给家属，并可通过观摩、阅读指导手册等方法教会家属训练技术，再逐步过渡到回家进行训练。治疗师定期检查和评定，并调整训练课题。

四、失语症治疗

（一）治疗方法

（1）传统法。针对病人听、说、读、写等某一言语技能或行为，利用组织好的作业进行训练的方法，以认知刺激法（Schuell 刺激法）为代表。

（2）实用法。着重交流能力的改善，目的在于恢复病人现实生活中的交流技能的方法，包括：交流效果促进法和泛化技术。

（3）代偿法。用次要大脑半球功能或体外仪器设备来补偿言语功能不足的方法，主要应用于重症失语或经其他言语治疗后效果不显著的病人，如视动作疗法、旋律吟诵疗法、手势或手语、增强或替换交流系统（交流板等）。

Schuell 刺激法是指对损害的语言符号系统应用强的、控制下的听觉刺激为基础，最大限度地促进失语症病人的语言再建和恢复。

当重度失语症病人存在严重的言语表达、书写、手势障碍时，应采用增强或替换交流系统。最简单的是交流板/交流册，也可应用高科技辅助交流代偿仪器，如触按说话器、环境控制系统等。一个简单的交流板应包括日常生活用品与动作的图画，并根据病人的需要和不同的交流环境设计。在设计交流板之前，应考虑：①病人能否辨认常见物品图画；②病人能否辨认常用词；③病人能否阅读简单语句；④病人潜在的语言技能是什么。对有阅读能力的病人，可以在交流板上补充一些文字。

（二）失语症的对症治疗

（1）听理解训练。以 Schuell 刺激法为核心。根据病人听理解障碍的严重程度选择合适的训练课题：①语音辨识。让病人从事先录好的声音中分辨出词语音。②听词指图。治疗师将若干张图片摆放在桌面上，说出一个词语，让病人指出所听到词语的图片。其顺序为高频名词→低频名词→任意名词→高频动词→低频动词→任意动词→高频动宾词组→低频动宾词组→任意动宾词组。③听语记忆广度扩展。用与②相似的方法，治疗师说出卡片的内容，让病人按先后顺序指出所听到的词语的图片，或用情景画、扑克牌等进行。④句篇听理解。以语句或短文叙述情景画的内容，令病人指出对应画面，或让病人听一段故事后，再回答相关问题。⑤执行口头指令。先从简单的一步指令开始训练，如"张开嘴"，再逐渐增加到三步或更多指令。

（2）口语表达训练包括 7 方面。①言语表达技能训练。首先要训练言语表达技能。方法是通过逐个地训练音素、字和词汇，最后结合成句子。先训练病人发元音"a""u"和容易观察的辅音"b""p""m"。可以用压舌板帮助病人使其发音准确，要求病人对着镜子练习，有利于调整发音。②改善发音灵活度的训练。对于发音缓慢费力的病人，可以让其反复练习发音，如发"pa、pa、pa""ta、ta、ta""ka、ka、ka"，然后过渡到发"pa、ta、ka"，反复练习。③命名训练。首先要进行听觉训练、图片与文字卡匹配作业，然后用图片或实物让病人呼名。如有困难，可给予词头音、姿势语、选词等提示；亦可利用关联词（成语、谚语、诗词等）引导。如病人不能命名"伞"，可以采用手势、口型、词头音或利用上下文的方式进行提示，如可以对他说"外面下雨，要带……"；经过几次提示，常可获得满意效果。④扩大词汇的训练。通过单词复述、图片-单词匹配等作业扩大词汇，也可应用反义词、关联词、惯用语等鼓励病人进行口头表达，如：男-女、冷-热、饭-菜、跑-跳等。⑤复述训练。根据病人复述障碍的程度进行直接复述（单音节、单词、词组、短句、长句等）；看图或实物复述；延迟复述；重复复述等。⑥描述训练。给病人出示有简单情景的图片，让病人描述。⑦日常生活能力交流训练。将训练的单词、句子应用于实际生活。如提问"杯子里装着什么东西？""你口渴时，会怎样?"重症病人进行交流能力训练时应运用代偿手段且必须训练病人正确使用，包括姿势语言（如手势、点头、摇头等）训练和交流板的应用。

（3）阅读理解和朗读训练。根据病人的功能水平（视觉匹配水平、单词水平、语句及篇章水平），选择适当的阅读和朗读内容。

（4）书写训练。对于失写病人，训练时要循序渐进，训练顺序为临摹、抄写、自发性书写（看图书写、听写、功能性书写等）。书写训练中，可根据病人情况，选择不同的书写训练内容，如数或词书写、命名书写、便条书写、信件书写、作文等。

（三）治疗课题的选择

失语症绝大多数涉及听、说、读、写四种语言模式的障碍和计算障碍，但这些障碍的程度都是不同的，应按语言模式和严重程度选择课题，原则上是轻度和中度障碍病人以改善其功能和日常生活交流能力为目标，重症者则重点放在活化其残存功能，用其他方式进行代偿。

第四节　康复工程

康复工程（rehabilitation engineering）是一门医学与工程技术相结合的学科，是指运用工程技术的手段预防、代偿、监护、减轻或降低损伤、功能障碍、活动受限和参与限制，提高病人的生活质量和社会参与能力。随着科学技术的高速发展，信息技术、微电子技术、仿生技术、光机电一体化技术、基因技术、生物工程、医学工程等被大量地应用到康复医学中来，如截肢者可以也只能通过安装假肢重新获得肢体的运动功能，最大限度地满足生活自理的需要，回归家庭和社会。本节内容主要介绍矫形器、助行器、假肢和轮椅。

一、矫形器

矫形器（orthosis）是指在人体生物力学的基础上，作用于躯干、四肢、踝足等部位的体外附加装置。由于需要矫形器的部位和作用差别很大，矫形器制作的针对性很强，需要根据病人的实际情况制定处方。

（一）基本功能

矫形器具有稳定支持，固定保护，预防矫正畸形，减轻轴向承重，抑制站立、步行中的肌肉反射性痉挛，改进功能的基本功能。

（1）稳定和支持。限制关节异常活动，保持关节稳定，恢复其承重功能，发挥良好的运动功能。如小儿麻痹后遗症、下肢肌肉广泛麻痹病人可以使用膝踝足矫形器来稳定膝踝关节，以利步行。

（2）固定和保护。固定和保护病变肢体及关节，防止畸形、挛缩和促进组织愈合。如骨折后的各种固定矫形器。

（3）预防、矫正畸形。应以预防为主。因软组织病变及肌力不平衡引起骨关节畸形，可通过矫形器预防及纠正畸形。多作用于儿童，儿童生长发育阶段由于骨关节生长存在生物可塑性，矫形效果较好。

（4）减轻轴向承重。矫形器可以部分承担体重，减轻肢体或躯体负荷。如坐骨负重矫形器，可使下肢免除负重，恢复行走功能。

（5）抑制站立、步行中的肌肉反射性痉挛。如硬踝足塑料矫形器用于脑瘫病人可以防止步行中出现痉挛性马蹄内翻足，改善步行能力。

（6）改进功能。如各种帮助手部畸形病人改进握持功能的腕手矫形器。

（二）分类

矫形器分为固定式和功能性矫形器两大类。前者主要用于矫形和保护；后者主要是发挥残留肢体的功能。按照治疗部位分类：

（1）上肢矫形器包括肩关节矫形器、肘关节矫形器、腕关节矫形器和手部矫形器等，材料及工艺要求轻便灵活。使用目的在于为患者上肢提供牵引力，控制异常活动，纠正畸形，扶持部分瘫痪肢体，完成精细动作及日常生活能力。

（2）下肢矫形器包括髋关节矫形器、膝关节矫形器、踝足矫形器等。下肢的功能是负重和行走，因此下肢矫形器的主要作用是减少负重，限制活动，替代肢体功能，维持下肢稳定性，改善站立和行走，预防及纠正畸形。

（3）脊柱矫形器包括头颈部矫形器（HCO）、颈部矫形器（CO）、颈胸部矫形器（CTO）、颈胸腰骶部矫形器（CTLSO）、胸腰骶部矫形器（TLSO）及腰骶部矫形器（LSO）。脊柱的功能是支持躯干，保持姿势，因此脊柱矫形器的作用是固定躯干，矫正不良姿势，预防及纠正畸形。

（三）使用

（1）矫形器的康复处方。经康复治疗小组（包括康复医师、治疗师、假肢矫形器技师、护士等）讨论后，结合病人的病史、身体功能评估（包括生理、认知和心理功能）、辅助器具评估（种类、尺寸、配件及特别改制部分等）以及环境评估，由康复医师负责书写矫形器康复处方。处方内容主要包括：病人的基本信息、矫形器使用的目的、功能要求、品种、材料、尺寸、固定范围、体位、作用力的分布及使用时间等。

（2）矫形器佩戴前后的功能训练，经康复治疗小组讨论后，综合病人各方面的情况制订个体康复训练计划。佩戴前以增强肌力、改善关节活动范围和协调功能、消除水肿为训练目标；在正式使用前，要进行试穿并调整对位对线、动力装置等结构，教会病人如何穿脱矫形器，重复练习熟练掌握，并在穿上矫形器后进行一系列的功能活动和日常生活活动训练。对长期使用矫形器的病人，应每3个月或半年随访一次，了解矫形器的使用情况，动力装置及病情变化，根据功能要求及时修改和调整矫形器。

二、助行器

辅助人体支撑体重，保持平衡和行走的工具称为助行器（walking aids）。主要用于一侧下肢缩短、一侧下肢不能支撑行走、步态异常等行走不稳的病人。临床常用的有：手杖、拐杖和步行器。

（一）手杖

为单手扶持帮助行走的工具。根据结构和功能，可分为单足手杖、多足手杖、直手杖、可调式手杖、带座式手杖、多功能手杖和盲人用手杖等。单足手杖一般采用木材或铝合金制成，适用于握力好、上肢支撑能力强的病人，如偏瘫病人的健侧等；多足手杖包括三足或四足，支撑面较广而且稳定，多用于平衡能力及肌力差、使用单足手杖不够安全的病人。

（二）拐杖

靠前臂或肘关节扶持帮助行走的工具。有普通木拐杖、折叠式拐杖、前臂杖、腋杖和平台杖等。前臂杖也称为洛氏杖，可单用也可双用，适用于握力较差、前臂力量较弱但又不必使用腋杖者；腋杖较稳定，适用于截瘫或外伤严重的病人，包括固定式和可调式两种；平台杖又称为类风湿拐，主要将前臂固定在平台式前臂托上，用于手关节严重损害的类风湿病人或手有严重损伤不能负重者，由前臂负重。

确定腋杖长度的方法是：身长减去41cm的长度即为腋杖的长度。站立时大转子的高度即为把手的位置，也是手杖的长度及把手的位置。或让病人站立，肘关节屈曲25°~30°，腕关节背伸，小趾前外侧15cm处至背伸手掌面的距离即为手杖的长度，如图5-4所示。

（三）步行器

用来辅助下肢功能障碍者（如偏瘫、截瘫、截肢、全髋置换术后等）步行的工具。主要有保持平衡、支撑体重和增强上肢伸肌肌力的作用。常见的有：框架式（两轮、三轮、四轮式）、截瘫行走器、交替式行走器等。

（1）框架式助行器。由铝合金材料制成的前侧和左右两侧的三边形结构框架。步行器可支撑体重便于病人站立和行走，其支撑面积大，故稳定性好。使用时，病人两手扶持左右两侧，于框架当中站立和行走。主要有：固定型、交互型、有轮型和步行车。①固定型：用于下肢损伤或骨折不能负重病人。双手提起两侧扶手同时向前置于地面代替患足，然后健肢迈步。②交互型：体积小，无脚轮，可调节高度。使用时先向前移动一侧，然后再移动另一侧，如此来回移动前行。适用于立位平衡差，下肢肌力差的病人及老年人。③两轮型：适用于上肢肌力差，单侧或整个提起步行器较困难者。前轮着地，步行时只要向前推即可。④步行车：此车有四个轮，移动容易。可直接把前臂置于垫圈上前行。适用于步态不稳的老年人。但要注意身体与地面保持垂直，以防摔倒，如图5-5、图5-6所示。

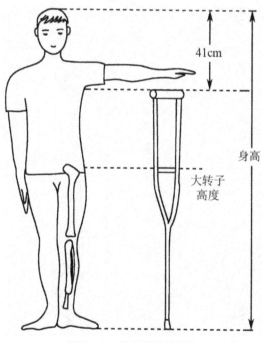

图5-4　确定腋杖的长度

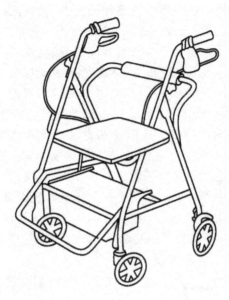

图 5-5　助行椅

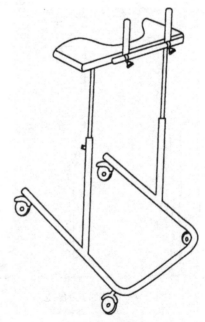

图 5-6　助行台

（2）截瘫助行器。根据病人截瘫的具体情况制作配置。当病人重心转移时，在位于大腿矫形器内侧的互动铰链装置作用下，瘫痪肢体能够前后移动。适用于 T_{10} 或 T_{10} 以下完全性截瘫或部分高位不完全性截瘫病人。

（3）交替式助行器。最早用于无行走能力的高位截瘫病人的助行器。适用于各种原因所致的 T_4 以下完全性或更高节段不完全性脊髓损伤病人，辅助截瘫病人实现独立行走的目的。

三、假肢

假肢是用于弥补因先天性肢体缺损和后天性伤病截肢所致的肢体部分或全部缺失的人工肢体。

（一）分类

按结构分内骨骼式假肢和外骨骼式假肢；按用途分装饰性假肢、功能性假肢、作业性假肢和运动性假肢；按安装时间分临时性假肢和正式性假肢；按解剖部位分上肢假肢和下肢假肢；按控制假肢运动的动力来源分自身力源假肢、体外力源假肢。

（二）上肢假肢

上肢是进行日常生活和精细活动的主要器官，所以上肢假肢的基本要求为外观逼真、动作灵活、功能良好、轻便耐用、穿脱方便。

1. 康复评定

首先对残肢局部进行评估，包括：残肢有无畸形、有无神经瘤，皮肤是否完整、有无溃疡创面感染、有无瘢痕，关节活动度是否受限以及肌群肌力是否良好等。在安装假肢以前先对上述情况进行适当处理。其次，测量残肢长度也很重要。残肢的长度直接影响到假肢的安装及装配后的功能恢复。

（1）截指与部分手的截肢。可装配假手指以弥补缺损，改善外观。有些拇指缺损或食、中、环、小指的缺损应积极装配部分手假肢或工作用的对掌物以改善功能。对某些缺指者戴上假手指不但不能改善外观，而且会妨碍手功能的应劝病人不必安装。

（2）腕关节离断。可装配索控式假手或钩状手，应用双层插入式接受腔或开窗加盖式接受腔，假肢依靠腕部的膨大部位进行悬吊。假肢可以随着残肢进行旋前、旋后活动，因此不另设腕关节旋转机构。

（3）前臂截肢。肘下保留 15cm 左右的长度，较适合机电假手或机械假手的安装，且功能恢复满意。若肘下短于 6cm，假肢安装较困难，且稳定性差，功能恢复也差。同时保留肘关节很重要，即使前臂残端短至 3~5cm，安装假肢的效果也比肘上截肢好。

（4）肘离断假肢。其结构、功能与上臂假肢相近，不同之处是肘关节铰链装配在肘的两侧，接受腔可以依靠肱骨髁进行悬吊，有较好的假肢悬吊和控制接受腔旋转的功能。

（5）上臂截肢。最好保留18cm左右的长度，如是高位上肢截肢应尽量保留肱骨头，便保留肩部外形，有利于假肢的稳定性及功能恢复。

（6）肩离断。适合装配装饰性假肢。

2. 康复训练

主要包括：①穿戴假肢（手）前的训练。当截肢手为利手时，首先要进行更换利手的训练。先从日常生活动作开始，然后过渡到手指的精细协调动作训练，最终使截肢侧能完全替代利手的功能。②穿用假肢（手）的训练。首先教会病人认识上肢假肢的名称和用途。其次学会穿脱和使用假肢。如果是前臂假肢，应教会病人前臂的控制和机械手的使用。如果是上臂假肢，还要学会前臂和手的控制、肘关节屈曲，开启肘锁和肩关节的回旋。如果是钩式能动手，还要指导病人训练抓控和释放动作，再进一步指导病人日常生活能力，如洗漱、修饰、穿衣服、吃饭、如厕、洗澡、家务活动等。

（三）下肢假肢

下肢的主要功能是承重、平衡、站立和步行。功能良好的下肢假肢除了外观逼真、轻便耐用、操纵简便以外，还应具有适合的长度、良好的承重功能和生物力线，以保证截肢病人安装假肢后步行平稳，步态良好。

1. 康复评定

主要包括身体功能评估，如皮肤情况、残肢畸形及程度、残肢长度测量、残端形状、关节活动度、肌力检查和神经瘤情况等。

（1）皮肤情况。有无感染、溃疡、窦道及骨残端粘连的瘢痕。如皮肤条件不好，应积极治疗，情况稳定好转后再进行安装；糖尿病引起皮肤溃疡者，应先有效控制血糖，否则不宜安装假肢。

（2）残肢畸形及程度。残肢关节有无畸形及关节活动度如何，负重力线是否良好等。如残肢关节严重畸形或假肢负重力线不良的病人也不适合安装假肢，否则将会影响步态，不能顺利行走，甚至导致脊柱侧弯，腰背疼痛。

（3）残肢长度测量。膝下截肢长度的测量是从胫骨平台内侧至残端；膝上截肢测量是从坐骨结节至残端。理想的膝下截肢长度为15cm，膝上截肢为25cm左右。

（4）残端形状。传统截肢的残端为圆锥形，现已不采用。目前采用更为合理的圆柱形残端，并配合新型的假肢接受腔，更有利于假肢的功能恢复，效果更佳。

（5）关节活动度。有无关节挛缩及关节活动度的改变，尤其是髋关节和膝关节。应早期进行关节活动度训练，以防关节活动度严重受限，影响假肢安装。

（6）肌力检查。主要检查维持站立肌群和行走肌群的肌力情况。如臀大肌、臀中肌、髂腰肌和股四头肌等。主要肌力小于3级，不宜佩戴假肢。

（7）神经瘤情况。主要检查神经瘤的有无、大小、部位、疼痛程度等。必要时，手术切除后才安装假肢。

2. 康复训练

（1）截肢后临时假肢的安装及康复训练。为了帮助截肢病人早日康复，近来年多主张早期（一般在截肢术后2周，拆线后）即可安装临时假肢。这种早期安装的临时假肢是用石膏或其他可塑性材料制成接受腔，提前进行佩戴假肢的适应性训练，以促进残肢早日消肿，早日定型。主要训练内容包括：①穿脱临时假肢训练；②平衡训练：包括在平行杠内进行单足或双足站立保持平衡训练；③迈步训练：开始从假肢侧迈半步负重，逐渐过渡到整步负重，然后假肢负重，再训练健侧迈步；④侧方移动训练；⑤上下阶梯及坡道训练。

（2）永久性假肢的安装及康复训练。通过应用临时假肢进行系统性训练后，残肢已良好定型，身体的平衡性、灵活性及步态均较满意的情况下，即可装配永久性假肢。一般在临时假肢应用后的2～3个月内，根据病人的情况进行调整。该阶段主要针对永久性假肢进行适应性训练，强化下肢的肌力和运动功能，加强平衡功能、协调功能以及步态的训练。主要训练内容包括：①穿脱假肢训练，先在残肢上涂上滑石粉，然后套上残肢袜，再将残肢穿进假肢接受腔。如果用悬吊和固定装置的大腿假肢，先束紧腰带，然后将吊带的松紧调整到适当拉紧的位置，先走几步，再调整到合适位置。②起坐和站立训练，假肢在前，健肢在后，双手压大腿下部，以健侧支撑体重，训练站起、坐下动作，训练时假肢靠近椅子，身体外旋45°，以健侧支撑，屈膝时假肢侧的手扶着椅子坐下。③平行杠内训练，主要训练假肢内旋动作、重心转移运动、交替关节运动、向前步行运动及侧方移位动作等。④实用性动作训练，包括地面坐起和站立训练、上下坡训练、上下台阶训练、跨越障碍物训练及地上拾物训练等。

四、轮椅

轮椅的使用者通常是那些因存在功能障碍而无法走路、行动不便，或遵医嘱不准走路的病人。轮椅处方和药物处方一样，在选用之前，首先要与康复医师和治疗师协商后，才能决定。

（一）临床应用

1. 适用对象

一般适用于有以下情况的病人：①步行功能严重减退的病人。如截肢、骨折、瘫痪和痛症，令病人步行功能减退，即使使用拐杖或助行器都无法步行，则应该考虑使用轮椅，倘若上肢功能减退不能安全抓紧拐杖，也可用轮椅。②遵医嘱禁止走动的病人。如因病致使双下肢不能负重，或因心脏病而须减轻体力消耗者，都要暂时用轮椅代步。③脑性瘫痪的病人。障碍程度严重不能走路的脑瘫病人如果无须卧床，改为坐轮椅，对心理和身体健康都有裨益。④身体老化的老年人。由卧床改为坐起，可改善老年人的循环系统。为此，老年人可以通过轮椅代步，增加日常活动，增强心肺功能，改善生活质量。⑤肢体残缺人士、长期病病人和康复者，都可以凭借轮椅的协助而重新回归原工作岗位。一部设计恰当性能良好的轮椅，能够大大提高使用者的身体功能。

2. 分类

根据不同残损的部位及残留的功能，轮椅分为普通轮椅、电动轮椅和特殊轮椅。普通轮椅一般由轮椅架、轮、刹车装置、坐垫、靠背五个部分组成。特殊轮椅根据不同的需要又分为站立式轮椅、躺式轮椅、单侧驱动式轮椅、电动式轮椅和竞技式轮椅。

（二）选择指标

根据不同病人残损的程度及保留的功能，轮椅的选择及要求应注意以下几个方面，如图 5-7 所示。

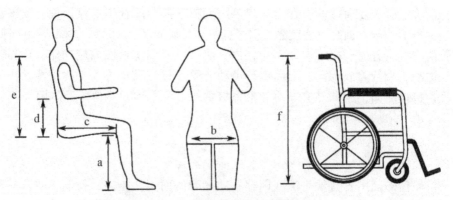

图 5-7　对使用轮椅者的测量

a-坐席高度　b-坐席宽度　c-坐席长度　d-扶手高度　e-靠背高度　f-轮椅全高

1．座位高度

坐下时，膝关节屈曲 90°，测量足跟至腘窝的距离，一般为 45～40cm。如果坐席太高，则轮椅不宜推入至桌面下；太低则病人的坐骨结节承受压力太大。

2．座位宽度

测量坐下时两侧臀部最宽处之间的距离再加上 5cm，为坐位的最佳宽度，即坐下后臀部侧边各有 2.5cm 的空隙。当座位太宽时不宜坐稳，操纵轮椅不便，肢体易疲劳；过窄则病人坐起不便，臀部及大腿组织易受压迫。

3．座位长度

测量坐下时后臀部向后最突出处至小腿腓肠肌之间的距离，并减去 5～6.5cm 为座位长度，即乘坐轮椅时小腿后方上段与坐席前缘之间应有 5～6.5cm 的间隙。座位太短，体重落在坐骨结节上，局部易受压过重；座位过长则会压迫腘窝部处，影响局部血液循环，并且容易磨损皮肤。

4．扶手高度

坐下时，上臂垂直，前臂平放于扶手上，测量椅面至前臂下缘的高度再加 2.5cm 为扶手高度。如使用坐垫，还应加上坐垫高度。扶手太高时上臂被迫上抬，容易疲劳；扶手太低，需要前倾上身才能维持平衡，长期维持这种姿势不仅容易疲劳，有时还会影响呼吸。

5．靠背高度

靠背越高，越稳定；靠背越低，上身及上肢的活动就越大。①低靠背：测量坐位面至腋窝的距离，再减去 10cm；②高靠背：测量坐位面至肩部或后枕部的实际高度。

6．脚托高度

与座位高度有关。安全起见，脚托至少应与地面保持 5cm 的距离。

7．坐垫

为预防压疮，可在靠背上和座位上放置坐垫。

8．其他辅助件

为满足特殊病人需要而设计，如增加手柄摩擦面，车闸延伸，防震装置，扶手安装臂托及轮椅桌，方便病人吃饭、写字等。

（三）康复训练

应指导病人将轮椅作为交通工具，帮助他们积极投入社区活动，融入社会，改善生活质量。

1．定期察看

应定期察看长期坐轮椅病人受压迫部位的皮肤状况，防止压疮。坐轮椅时，病人身体承受体重压迫的主要部位包括：①肩背（近肩胛骨外）；②臀部两侧（股骨粗隆处）；③臀部下方（坐骨结节处）；④膝部后方。

2．操作技巧

自行推动轮椅的病人，如要在社区附近通行，除了要熟练掌握在平地上自行推动轮椅的方法外，还要学会后轮平衡术，以方便上人行道，也可应用于上坡人行道边。方法如下：①准备姿势和动作。头微后仰，上身挺起，两臂拉后，手肘屈曲，手指紧握后轮轮环，拇指按在轮胎上，然后轻轻向后拉起，接着急猛地向前推，小轮便会离地；②保持平衡。轮椅前倾时，后仰上身，推动前轮环；轮椅后跌时，前倾上身，拉后轮环。

第五节　心理康复

一、概述

运用系统的心理学理论与方法，研究残疾人的心理和社会问题，从生物—心理—社会的医学模式出发，对残疾人的心理障碍进行诊断、评估、咨询与治疗，以提高残疾患者的心理健康的水平。

二、残疾对心理健康的影响

医学研究表明，残疾会对病人产生多种心理健康的影响。

（1）情绪的影响。最明显的是情绪障碍。

（2）认知活动的影响。否认、偏见和偏信、依赖、固执、宿命观。

（3）人格的影响。

（4）社会因素的影响。

三、心理康复

（一）心理治疗的原则

针对老年人特殊群体，在进行心理治疗过程中要遵循以下治疗原则：

（1）具有高尚的道德和真挚的同情心。

（2）敏锐的观察力。

（3）接纳性原则。

（4）支持性原则。

（5）保证性原则。

（6）综合治疗的原则。

（二）心理治疗目标

心理康复过程中，最终都是为了能够给老年人提供心理帮助，解决他们的心理问题，让其保持一个健康的心理环境。治疗的目标分别为解除病人的症状、提供心理支持、重塑人格。

（三）常用的心理治疗方法

（1）支持疗法。支持疗法是一般性心理治疗，其主要特点是：运用与患者之间的良好关系，关心和支持求治者，使其发挥自己的潜力，面对现实处理问题，以度过心理上的危机，避免精神崩溃；支持求治者应付情感上的困难或心理问题。

（2）行为治疗。指"以行为学习理论为指导，按一定的治疗程序，来消除或纠正人的不良行为的一种心理治疗方法"。行为治疗的理论主要有三个方面：经典条件反射理论、操作性条件反射理论、社会学习理论。

（四）心理康复中常用的行为治疗技术

（1）系统脱敏疗法。①放松训练；②建立恐怖或焦虑的等级层次；③在放松的情况下，按某一恐怖或焦虑的等级层次进行脱敏治疗。

强化疗法又称操作条件疗法。治疗技术有：行为塑造、正强化、负强化、代币强化、内隐强化等技术。

（2）认知治疗。认知疗法常用的治疗技术有：①改变求治者的现实评价。接受疾病的事实，要看到功能障碍可以通过训练而改善使器官重新处于新的动态平衡，更好地执行各种康复措施，积极克服困难，争取达到最佳康复效果。②治疗抑郁的认知技术。

（3）合理情绪疗法（又称认知行为疗法）。

第六节　文娱疗法

文娱疗法是应用文娱方式帮助患者得到满意康复效果的一种治疗方法。它通过参与较正常的文化娱乐和闲暇活动，帮助他们体现出身体和精神上的完满状态以及良好的社会适应能力，同时提供改善他们生活质量和享受、实现个人社会价值的机会，让他们更完美地重返家庭和社会。

一、分类

喜剧疗法、音乐疗法、观鱼疗法、集邮疗法、书法疗法、吟诗疗法、呼喊疗法、笔耕疗法、风筝疗法、抚琴疗法、舞蹈疗法、笑话疗法、赏花疗法、动物疗法、幽默疗法、电视疗法、美学疗法、吹笛疗法、赏画疗法、看球疗法、钓鱼疗法、弈棋疗法、旅游疗法。

二、作用

文体疗法的作用分别为：①增强肺的呼吸功能；②清洁呼吸道；③使肌肉放松；④有助于发散多余的精力；⑤有益于抒发健康的情感；⑥消除神经紧张；⑦帮助驱散愁闷；⑧减轻"社会束缚感"；⑨有助于克服羞怯的情绪；⑩有助于乐观地对待现实。

三、注意事项

（1）应本着自愿参加的原则，如果求治者参加并不感兴趣甚至厌恶的娱乐活动，只会适得其反，也就失去了娱乐疗法本身的意义。

（2）必须因人而异，由于求治者有着不同的经历、不同的个性特点、不同的娱乐爱好和修养，在组织其参加娱乐活动时，必须考虑这些因素，选择比较合适的娱乐方式。

（3）必须遵循自然的原则，娱乐本身是一种轻松、自然的活动，它的疗效主要是在潜移默化中实现的。因此，不应用强硬的、教条的、做作的方式进行，而应使治疗和谐、自然地融合在娱乐之中。

第六章　老年人家庭保健

　　家庭护理，是指病人不住在医院，在自己家中接受治疗和护理。老年人除在医疗机构得到医疗服务外，大量慢性病的治疗或恢复期多在家中继续接受治疗和护理。就是对于身体健康或有自护能力的老年人，也要给予帮助和照顾。家人如果掌握关怀、帮助、照顾老年病人的方法和保健知识及必要的救护知识，就能及时地对一些常见急重症征候进行判断，及时诊治，能明显提高救治的效果。

第一节　生活护理

　　护理从广义上讲，是综合运用生理和心理学的相关知识、自然科学和社会科学等人类科学知识，帮助、指导、照顾病人，使之保持或重新获得体内外环境的相对平衡，达到身心健康。人的需要，首先是生理需要，包括舒适、活动、正确的身体姿势及功能的维持，氧气及营养的供给，废物的排泄，个人卫生及生活环境的清洁、卫生、温度、湿度、光线、通风、安全等。协助病人满足这些基本需要，称为生活护理。病人的需要不同于健康人，如饮食营养、饮水量，均因病情不同而有特殊的要求。如高血压病人进低盐低脂肪饮食；胃病应少食多餐无刺激性饮食。尤其是长期卧床、生活不能自理的老年病人，饮食护理非常重要。做好各种病人的饮食护理，能促进康复；相反，如进食不当，可诱发疾病或加重病情。有老年病人的家庭，要注意学习营养知识，使病人吃得科学、合理、卫生。有利消化吸收，有利疾病的康复。针对不同病情，维持营养的方法也各有不同，如可协助进食，短期内的静脉输液，长期不能进食有时需进管饲（经插胃管后，用注射器注入流质饮食及药物）等，应在医生指导下选择。

　　大、小便排泄与病情变化也有密切关系，尤其对患有高血压、心脑血管病的老年人，往往因大便干燥，用力排便后诱发病情变化，甚至发生骤死。生活不能自理、行动不便的老年人，往往把大小便当成很大的负担，故要主动关心照顾，做好护理。要协助病人搞好个人清洁卫生，针对病人具体情况，给予帮助。休息环境的清洁、卫生、安静、舒适、安全、通风良好，对老年病人的康复有良好作用，要保证病人有充足的睡眠和适当的休息。

一、居室的环境与布置

居室环境是人们生活的重要场所，人的一生几乎有1/3的时间是家中度过的，环境的好坏影响疾病的康复。应给老年人和在家养病的人一个安静、舒适、清洁、整齐、美观和空气清新的居室环境，使他们生活轻松愉快，早日康复。针对老年人生活需要，在居室布置上应考虑以下几点。

（一）安全需要

老年期，机体功能衰退，骨质疏松，骨脆性增加，身体维持平衡的能力减退，摔跤后发生骨折的几率明显高于年轻人。老年人发生骨折的部位多为腕部、髋部。如果膝盖先着地，就可能发生髌骨骨折，如果臀部大腿根先着地，可能发生股骨颈骨折。有高血压病的老年人，摔跤后可能发生脑出血，危及生命。故老年人要特别预防摔跤。居室地面要注意防滑、防绊倒。床不宜太高、过窄，防坠床；家具摆放要便于老人活动，座椅或沙发不宜太低并应有扶手，有利于起立；卫生间用坐式马桶，避免下蹲和站起费力，导致心脑血管病变突发意外。

（二）色彩协调

老年人居室要着重素雅、宁静，墙面避免刺激性颜色。一般认为蓝色、绿色、灰色给人以安静平和及舒适之感，避免白色反光，墙面可挂上风景、花鸟画等加以装饰，室中还可摆放花草、盆景，但不宜过多。色彩运用的和谐，可以直接影响居室布局的效果。由于老年人视觉衰退，居室的光线，不论是自然还是人工的照明光线，要求明亮、均匀，尽量减少阴影，便于室内活动，避免因视物不清或错觉而引起碰撞、摔跤。晚上灯光以不刺眼为宜。

（三）空气清新，温湿度适宜

室内空气清新，使人感到清爽、有利呼吸，这对冠心病病人尤为重要。卧床病人不能自由到户外活动，居室内应经常保持空气流通，但要避免对流风，以免病人着凉感冒。也可使用空气清新剂、负氧离子发生器等调节、消毒室内空气。室内温度以20℃上下及相对湿度50%～60%为宜。室温过高时，加快心率，增加心肌氧的消耗，温度过低时，会使血管收缩，诱发心绞痛。湿度过高，会使人产生憋闷感；湿度低空气干燥，空气中灰尘易飞扬，鼻黏膜干燥易出血。北方冬季因用暖气取暖空气干燥，使人感到不适。有条件者可在室内用空气加湿器、空调设备来调整室内温、湿度。

（四）环境安静整洁

和老人在一起生活，要注意创造安静的休息环境，应避免突发过强的声响，使人震惊、不安，影响休息和睡眠，甚至诱发心绞痛。

床位的整理：因病卧床和较长期卧床的病人，其一切生活所需均可能在床上进行，如吃饭、洗漱、大小便等。定时清理床位，保持床单干净、干燥、平整、无渣，既可使病人感到舒适，又能预防因长期卧床而可能发生的褥疮。护理长期卧床、生活不能自理、大小便失控的老年人，应备有保持床单被服不被污染的橡皮单（也可用塑料布、人造革代替）和改变卧姿支撑肢体用的各种大小软枕。对于过度消瘦的老年人，应备有防止骨突出部位皮肤受压的防褥疮垫或者是小棉圈、橡皮充气圈。为不影响病人的休息，在为病人整理床位时可同时完成护理措施，如给病人翻身按摩受压部，为老年人拍背协助排痰等。

床单清扫：目的是清除床单上的渣屑，如脱落的毛发、干燥的皮屑、食物残渣等。清扫时忌干扫，以免引起尘埃飞扬，要用湿扫，用湿润不滴水的半干毛巾清扫床单。先从枕下一侧扫干净后，再协助病人翻身，扫另一侧。床单要拉平，受压部的衣服也要拉平，避免皮肤受压影响局部血液循环。清扫整理床位一般每日至少二次。早上起床的晨间护理包括清扫床位，为病人洗脸梳头，口腔护理，更换衣服，观察病人卧床后受压处骨突出部位的皮肤，如尾骨、踝骨、跟骨等处，肥胖病人受压处的皮肤也要避免挤压。操作时注意病人保暖，防止着凉。为保持室内空气清新，要定时通风换气。睡前的晚间护理包括帮助病人洗漱并清扫床位，使病人舒适安静入睡。对瘫痪不能自主翻身的病人，应制订定时翻身的时间表，甚至夜间入睡后也应坚持，防止皮肤长时间受压形成褥疮。发现床单被排泄物污染，应及时更换。

二、常备物品

护理患病的老年病人，因不同的病情，需要备不同的物品。

（一）观察病情需要的物品

为了便于在家庭中观察体温的变化，应备有体温计，放在固定的地方。测温一般可用腋表。家中如有高血压病患者，为了定期观察血压的变化、降压药治疗的效果，最好能自备血压计、听诊器。血压计有表式、水银柱式及电子血压计。

（二）护理病人需要的物品

家中有长期卧床生活不能自理的病人，需备有男式或女式小便器，床上用的大便器，用后应及时清洗，保持干净。如咳嗽、痰多，行动不便，需备有带盖的痰杯。卧床饮水不方便，可备小茶壶，或弯形饮水管，使病人卧位饮水不呛咳。如果病人消瘦，为预防褥疮，可备有橡皮气圈，充气后，外罩布套放于病人臀部，防止尾骨突出部受压，充气量不必太饱满。对外踝、膝盖部骨突出部，可备有小棉圈，或购买防褥疮垫，使骨突出部位皮肤不直接受压。

（三）治疗需要的物品

服药，尤其在家中，容易忘记定时服用，为了能准确记住并按时服用，可备一记录卡，记录服用的药名、服药的时间。也可记录过敏的药物，随身携带，以便看病被问及用药情况时，能从卡片上找出正确答案。将每日服用的药提前备好，放在小瓶或药杯内，并且要注明早、中、晚、睡前及特殊时间的用药，放在明显的固定位置。如果需研碎服，可备有乳钵。对患有糖尿病，需注射胰岛素的病人，应备有 1mL 注射器，一次性使用的或可煮沸消毒的玻璃注射器。并应备有消毒皮肤用的浓度为 75% 的酒精、2.5% 的碘酒、棉球或棉签。

（四）其他特殊需要物品

（1）护理失语或行气管切开术的病人，为便于与病人交流，理解病人的要求，可备会话卡片，把病人的日常生活需要，如想喝水、大便、小便等写在卡片上，然后在卡片上打上孔，串在钥匙环上，放在容易拿到的地方。需要时，让病人指出适当的卡片，及时满足病人的要求。

（2）为方便行动不便病人的室外活动，可购置轮椅车。

（3）保健用品，如健身球、健身环，握在手中活动手，锻炼与恢复手指功能，并可活动掌指关节，橡皮健康环上突起的小刺，可刺激手掌的穴位，有利于恢复手的功能。健身按摩球，可用来自己扣打全身各部，还有电动按摩器、家庭健身运动器材等。

三、测量体温、脉搏、呼吸和血压的方法

正常人的体温、脉搏跳动、呼吸、血压均有一定范围。但在生病时会有不同程度变化，这些变化提供给医生作为观察、判断的依据。老年人为了保持自身健康，应学习掌握人体生病指征变化规律，在可能的情况下自我监测，

有利于及早发现变化，向医生提供准确信息及时就医治疗。

（一）体温测量

测量体温是经常用的检查方法之一，按测量方法不同，分口腔测温、肛门测温、腋下测温三种。由于腋下测量方便且卫生安全，因此常用此法。体温计的刻度为 35～42℃，测量前应先将水银柱甩到 35℃ 以下，把水银柱头端放置病人腋窝部正中，前臂曲肘将体温计夹紧，使其紧贴皮肤。5min 后取出，用右手拇指、食指、中指捏住体温计后，举至与眼平行高度，转动体温计，察看水银柱相对应的刻度，即为病人的体温。正常成人体温腋下为 36～37℃，一般午后稍高，清晨稍低，昼夜之差在 1℃ 之内。剧烈运动后体温稍有升高。老年人因基础代谢率低，所以体温稍低。老年病人测体温时，要等测完体温后再做其他事，否则因记忆力差，夹上体温计后忘记取出，以致打破体温计，扎破皮肤。

（二）脉搏测量

脉搏是由心脏收缩将血液泵入动脉而产生的。正常情况下心脏的跳动次数和脉搏的搏动次数是一致的，所以通过脉搏的变化可以了解心脏及其他病情变化，有重要的诊断参考价值。测量脉搏的部位，在可触到动脉搏动的桡动脉（在手腕拇指侧），足背动脉（足背正中部），颞动脉（耳前凹处），常用桡动脉，中医切脉的部位测量。病人应在安静休息状态下取坐式或平卧位，伸出一侧手，掌心向上。检查者用二、三、四指的指端，轻轻按压在病人的桡动脉上，可清楚触感到病人脉搏的跳动。计数 1min 搏动次数，即为病人的脉搏。正常成年人脉搏每分钟 60～90 次，老年人稍慢，爱运动者可低于60 次/min。在发烧时，脉搏也要加快，体温每升高 1℃，脉搏增加 12～15次/min，正常脉搏的节律规则，强弱均等。运动和情绪激动时脉搏常可暂时增快、增强，故应在安静状态下测量。

一些疾病能显著地影响脉搏的频率、速度，脉搏每分钟超过 100 次时，称为心动过速，常见于发烧、贫血、甲状腺机能亢进、休克等，脉搏每分钟少于 60 次时，称为心动过缓，常见于经常进行体育锻炼者，某些心脏病心律失常者。在下列情况下要注意观察脉搏。

（1）运动前后，为了掌握老年人适合自己体力的运动量，一般在运动前先测一分钟脉搏数，锻炼后再测一次作为对照，如果运动量适宜，正常健康老年人运动后的最高心率不要超过 170 减年龄，以 5～10min 内能恢复正常的运动量较为合适。

（2）服用强心、抗心律失常药前后，强心的药物如洋地黄、地高辛、强心灵，抗心律失常药如乙胺碘呋酮片、奎尼丁等，用药前应数一分钟脉搏，如心率低于每分钟60次，应暂停服用。

（3）为观察病情的需要，如甲状腺机能亢进病人每日清晨活动前要测量基础脉搏。心脏病人每日测量1~2次，对心律不齐的病人应数一分钟，并数出每分钟期前收缩、漏跳次数。心脏病发作时随时测量，如心绞痛、心衰呼吸困难的，要及时测量脉搏次数，必要时听心跳次数，如心房纤颤时，心跳不规则，此时脉搏数少于心跳次数，应及时就医。

（三）呼吸观察法

观察呼吸是否正常，对于观察呼吸系统病情变化有重要意义。健康人在安静情况下，每分钟呼吸次数为16~20次。一般情况下，观察呼吸与查脉搏同时进行，观察病人胸壁或腹壁起伏，一呼一吸为一次呼吸。对呼吸非常微弱的病人，用棉絮或薄纸片放于鼻孔前，观察其被气流吹动时摆动次数，计数一分钟。同时还应注意观察呼吸的节律是否均匀，呼吸的深浅，有无周期性改变。老年人通常呼吸较慢，在运动、劳动、情绪激动时，可暂时增快，休息后即可恢复。呼吸过快若超过40次以上，多见于肺部、循环系统疾病、高热、缺氧时，是病情危重的重要指征。每分钟呼吸不足15次，称为呼吸减慢，若低于8次，多为危险指征，常见于药物中毒、颅内压增高等疾病；呼吸节律异常，如深快变为浅慢甚至暂停后又由浅变深、快，多是临危的征象；呼吸困难，病人主观感觉气不够用，呼吸费力，可表现为张口、点头呼吸，呼吸加快，不能平卧，口唇及指甲紫绀。

（四）血压的测量

血压是血液在血管内流动时，对血管壁产生的压力。血压是衡量人体生命的重要指征，对于心血管、急重症，各种休克的诊断治疗及抢救均具有重要价值。血压计有水银柱式、表式、电子血压计。被测者先休息片刻，可取坐式或平卧式，露出一侧上臂，平放于桌上或床上，将血压计的袖带平整地缠绕在肘关节上二指处，袖带夹塞好，松紧适度，可伸进二指，使血压计的零点与心脏和手臂在同一水平，开启水银槽的开关。将听诊器头放在肘部动脉搏动处，戴上听诊器，另一手握住气球关好气阀后开始打气，到水银柱升到动脉搏动的声音消失后为止，一般升到24kPa（180mmHg），不可超过27kPa（200mmHg），勿使水银柱达到最高刻度使水银溢出，微开气门慢慢放气，使水银柱缓缓下降，注意当听到第一个声音时，相对应的水银柱刻度数字，即为收缩压。水银柱再继续下降，搏动的声音突然变调由强变弱时，水银柱指示的数字即为舒张压。如果没听清楚，应将袖带内的气体放空，水银柱回到零位后，再重新打气测量。测完后，必须将袖带内余气排尽将水银全部退回水银槽内，关好水银槽开关，将袖带卷好放平，橡皮球金属螺丝钮放回原处，离开水银柱的玻璃管，以免关盒时压碎玻璃管。

测血压时应注意避免影响血压的因素，如运动、情绪激动等。测血压应注意选择同一上臂测量，相同体位（坐位或平卧位），定时测量；血压表应定期检测，以免失灵。正常成年人血压比较稳定，其收缩压在 13.3～18.7kPa（100～140mmHg），舒张压在 8～12kPa（60～90mmHg），40 岁以后，年龄每增长 10 岁，收缩压增高 1.33kPa（10mmHg）。

四、洗脸、口腔护理、擦浴、洗发的方法

为卧床患者在床上洗脸、擦浴、洗头是保持皮肤清洁、促进血液循环、减少感染等并发症的重要措施，并可增加病人的舒适感，改善病人的精神面貌，增强抗病能力。

（一）洗脸

每天早晨及临睡前要协助病人洗脸，以去除汗液及皮肤上排泄出的废物。老年人皮肤逐渐变得干燥，油脂分泌减少，不具弹性呈现松弛，皱纹增加，应选用对皮肤刺激性小的中性香皂，水温按季节选用温热水。用松软的小毛巾，折成小垫包在手掌，依次先从眼内眦部、外眦部、到鼻、面颊及口角、耳前后及颈部擦洗。洗时勿使水流入耳内，用力大小要以病人感到舒适为宜。洗后用少许护肤霜，防止皮肤干燥。

（二）口腔护理

进食后，口腔内存留食物残渣易引起细菌繁殖产生口臭并影响病人食欲。发烧时口舌易干燥、口腔唾液分泌减少，如不及时清洁口腔，食物残渣发酵，细菌繁殖会引起舌尖齿龈炎。因此当病人在发高烧、病情危重，不能进食，生活不能自理、昏迷的情况下，也应保持口腔干净，进行口腔护理。减少口腔炎等并发症。当病人不能自行刷牙时，应予以协助。方法是用压舌板支起一侧颊部，用镊子夹住棉球或纱布，沾漱口水擦洗口腔黏膜及牙齿，也可用吸水管，吸入少量漱口水，让病人含漱。口唇干燥时要涂甘油。常用漱口水，一般用 2% 硼酸溶液或 1∶5000 呋喃西林溶液。当发现口腔内有乳白色分泌物，多为霉菌感染，应用 2% 碳酸氢钠或 3% 双氧水洗口腔，并涂制霉菌素。有假牙的老年人，生活能自理时，在饭后取下，自己刷洗干净，在生病情况下应予以协助刷洗、装上。通常先取出上腭部假牙，再取下面的假牙。清洗时不能用热水，以免假牙变形，不用时要妥善保管，防止丢失。在昏迷、神

志不清时，必须取下假牙，防止活动假牙误咽入食道。

（三）擦浴

沐浴可达到清洁肌肤、促进血液循环、减少感染、预防褥疮的作用。当病人身体情况不允许自行沐浴时，应给病人进行床上擦浴。

（1）环境准备。关好门窗。避免对流风，注意气温、室温不宜太低，预防着凉、感冒。

（2）水温。准备水温在50℃以上，沐浴时水温在43～46℃，此温度病人能耐受且感舒适，不致太冷。

（3）用物。浴巾、洗澡毛巾、脸盆、中性香皂、浴毯、干净衣裤。

（4）方法。擦拭顺序：脸—手臂—腋下—手掌—胸、乳房—腹部—腿—背—臀部—会阴部—脚。将毛巾折成垫子包在手掌上，在水盆中浸湿，挤掉水后擦拭病人暴露部位。擦干后盖好，擦洗时间不要过长，动作要迅速，随时调整水温，防止着凉。手脚可直接泡在水盆中，使指、趾甲易于修剪及清洁。如病人可自行改变体位，病人擦背时，俯卧较好，对骨突出部常支撑体重受压处，要给予按摩。对皮肤皱褶处，在清洁擦干后可用油膏滋润，长期潮湿状态会造成不适，可用爽身粉保持皮肤干燥。对于能站或坐但自己不能洗澡的老年人，必须有人协助，让病人坐在浴盆或浴室小凳上，然后用喷头边淋水边为病人擦洗。

（四）洗发

由于修饰和舒适的需要，头发的护理也很重要，对于能自我照顾的健康人，每天梳头，定期洗发，可刺激头皮血液循环，但不能下床的病人和年龄大、体质弱的老人，有时则必须在床上洗头。

（1）用物。水罐、水桶或水盆、塑料单或防水垫，备用棉球。

（2）方法。如果病人不能离开床，将塑料单或防水垫放在病人头下。病人去枕，耳内塞棉球防水，用水罐将头发冲洗，水顺势流入水桶内。小心勿弄湿床单，用洗发水充分揉搓头发，再用清水冲洗干净，洗完后尽快擦干，或用电吹风吹干。能下床的病人可扶到浴室或水池边洗发。

五、大小便的护理

卧床病人的大小便及便秘腹泻、便失禁均需给予护理，并应注意观察其变化。

（一）便秘

老年人生病后因活动少、进食饮水量少，很易发生便秘。有的虽然平时排便有规律，突然卧床，改变了排便习惯，又担心增加他人麻烦，使粪便在大肠内停留时间过长，增加了排便困难。便秘可使病人腹胀、食欲不振，甚至坐卧不安。故对卧床病人及老年人应主动了解、关心其排便情况，以预防为主防止发生便秘。一旦发生便秘，要稳定病人的情绪，解除顾虑，不要急躁、勉强用力，防止心、脑血管病患者因突然用力而发生病情突变。

通便方法：判断病人情况，如为严重便秘，有粪便硬块嵌顿在肛门之感，需尽快解决排便以减轻病人不适。预防和处理长期便秘，指导病人养成定时排便的习惯。注意便意，调整饮食习惯，在便秘情况下应忌食辛辣，多食促进排便的食物如蔬菜、水果、蜂蜜、牛奶、芝麻等含油的食物以润滑肠道，饮足量的水，并进行适当的运动。对于习惯性便秘，要克服对便秘的忧虑，保持心情舒畅，增强体质，以食疗为主。

为解除病人排便的顾虑。若病情允许，到厕所或床上用便盆，但多数病人在床上较难排出，情况允许时采用坐姿，或床旁大便椅，给病人以单独的环境，充足的时间。于早餐前饮用些较敏感的刺激物，以促进排便如一杯凉开水、茶水、咖啡、果汁等，可增加蠕动，刺激排便反射。在排便时需用力才可促进排便，但不能用力过猛。

腹部按摩，可绕肚脐用右手从右侧自下而上到左侧自上而下做环形按摩，协助排便。从左上腹往下按压，可促进降结肠内粪块往下移动，如此反复定时进行，尤其对排便无力者，按摩挤压有助排便。为促进通便，可使用甘油栓或开塞露，塞入肛门内保留 15～30min 后排便。先将开塞露剪开口后，用火熔去毛边使其变圆钝，塞入肛门内，挤进药液拔出。

用肥皂条亦可刺激通便，先将肥皂削成细长萝卜条状，蘸水使一端光滑后塞入肛门内，保留 15～30min。对于粪块干硬，嵌在肛门口，用甘油栓及开塞露等办法无效，排便无力，必须尽快解除病人痛苦，采取人工挖便的方法：协助者戴橡皮手套或指套，蘸少许油脂，病人取侧卧位，用指套轻插入肛门后抠出粪块，或者用钝形器具拨出硬结粪块，即可减轻病人不适。服用轻泻剂或软化大便剂，如通便灵、氧化镁、果导、麻仁润肠丸等，可协助养成规律的排便习惯，但在排便情况改进后，尽量减少用药。

虽然便秘常见，但也应重视自我观察，是偶尔发生的还是伴有其他症状。如当病人饮食习惯未改，平素大便正常，突然出现顽固性便秘，一般方法无效时，不能大意，应及时就医查明原因，排除结肠、直肠病变。

（二）腹泻

病人常有腹痛、排便次数增加，排出稀便或水样便，有急于排便感，如果连续发生腹泻，可产生体内水分丢失，病人有口渴、体重减轻、疲劳、软弱无力、全身不适等症状，需要及时就医检查病因。

（1）提供诊断信息。有无进不洁、生冷食品，自我观察大便的次数、性质（稀便、水样便），气味、颜色、异常（黏液、脓血），必要时采集异常大便标本以便及时检验，尽量向医生提供较多、准确的信息，便于及时确诊治疗。

（2）护理。由于大便次数增加，造成病人明显脱水，可出现软弱无力、疲劳，应尽量卧床，防止体力不必要消耗及因无力头晕而摔跤。诊断明确后按时服止泻、止痛药，必要时可静脉补液，以减轻症状，维持营养，注意维持病人的舒适与清洁。注意口腔护理、皮肤护理。有时因腹泻快，造成便失禁，污染衣裤，应及时更换清洗。注意肛门周围皮肤、黏膜因常受刺激而发红，清洁后，可擦上油剂软膏，使皮肤免受刺激，以防感染。

注意调整饮食，维持病人营养：因腹泻，使食物通过肠道过快，不能吸收，所以应注意少量多餐，给予无刺激易消化的温和饮食，避免肠黏膜再受到刺激，腹泻后可有饥饿感，但要注意逐渐增加食量，不可急于恢复正常饮食，避免消化不良。如为肠道传染病，在家中需严格消毒隔离，分别就餐，餐具加强消毒，可用煮沸法消毒，也可用有效氯浸泡碗筷 30min，以防止传播。病人便后及护理者均应洗手。

（三）小便护理

泌尿系统是人体排泄的重要途径，是人的基本生理功能之一。当尿不能从膀胱排出体外时被称为尿潴留。此时须用导尿法解决，否则病人将极度不适。尿的变化，可以相应地反映人体，尤其是泌尿系统的病情。通过自我观察，可初步发现异常，给医生诊断提供参考。

（1）尿量观察。正常人每天为 1000～2000mL，平均为 1500mL 左右。日间尿量与夜间尿量比例为 3：1。影响尿量正常的因素，与饮水量多少、气温高低、运动量大小、出汗多少均有密切关系。饮水多时尿量也相应增多。而高温出汗多时，尿量减少。

（2）尿色观察。正常尿色与尿量、饮食、服用酸碱性药物有关，饮水多时尿量增多，被稀释，尿呈淡黄色甚至无色，反之夜间尿量少、比重增高，因浓缩则尿呈深茶色。服维生素 B_2、吃胡萝卜后尿可呈黄色。如尿呈红色，多为尿血，常见于尿路感染、尿结石、膀胱肿瘤等。但不管是有痛性血尿，还是无痛性血尿，都是提醒病人要及时去看病的指征。应及时查明原因，及早治疗。切不可因无痛而无所谓，延误诊断治疗。

（3）观察尿的透明度，正常尿液是透明、清澈，放置久后可因尿中上皮细胞及代谢的物质沉淀而混浊。当有尿路感染时因有脓细胞而混浊。一般检查留取早晨新鲜尿液。

（4）气味。尿中有挥发性物质，新鲜尿液有特殊气味，放置久后，尿素分解而呈氨味。糖尿病人因尿中有丙酮可有苹果味。

（5）排尿次数。正常人排尿是意识控制下的反射活动，当膀胱内储尿达一定量时，产生尿意，在适当的环境、时间排尿，一般日间 5～6 次，夜间 0～2 次。当排尿和储尿一方发生障碍时，均可出现排尿次数异常。

尿失禁是一种不能自主控制的排尿现象，常见于脑、脊髓损伤。护理此种病人要有极大的耐心、细心。对意识不清的病人应用小便器（分男用、女用）接尿，如有困难应行保留导尿，可防止尿液浸泡病人皮肤，发生褥疮。长期留置尿管时，每隔 1～2 周需在无菌操作下重新更换。会阴部及外阴每日用洗必泰液消毒，及时更换尿湿的床单，保持床褥干燥清洁平整。切不可为减少麻烦，少饮水，以减少尿量。急性期后，鼓励病人重建康复信心，定时接尿排尿。注意观察刺激排尿的触发点（外阴部、耻骨上部、大腿内侧），或紧缩小腹及用手按压小腹的方法，促进病人定期排尿。并要饮用充足的水分，使膀胱充盈，建立排尿反射。

有些老年女性在腹压增高如咳嗽大笑时，出现尿失禁，这是因为会阴部肌肉及尿道括约肌松弛所致，或既往有膀胱慢性炎症，可自行进行提肛锻炼，收缩会阴部肌肉活动，提高肌张力，改善膀胱括约肌的功能。

六、家庭消毒与隔离

消毒是切断传染病传播途径的重要措施。目的是杀灭病原微生物，排除再感染的机会。在家庭范围内预防传染病，不但是家庭成员身体健康的需要，也关系到社会的文明与进步。

隔离是切断传染源，防止传染病蔓延的重要措施，所以对传染病人原则上都应住院隔离治疗，减少与外界的联系，有时因条件所限，不能保证住院治疗者，在家庭中应采取相应的隔离措施。如国家规定的部分乙类传染病中，流行性感冒、肝炎、痢疾、百日咳等。家中居住条件所限，不能像医院那样严格，但也需采取必要措施，尽量使病人单独居住、用物分开、单独进食，最大限度地减少与他人接触，并采取消毒措施，消毒的对象是病人接触过的物品、排泄物等。

（一）家庭中常用消毒方法

家庭中常用消毒方法有日光消毒、紫外线消毒、煮沸消毒、蒸气消毒、化学消毒。当家中有传染病人时，应随时消毒。当病人治愈或离开家庭时（住院、转移、死亡、痊愈），最后进行一次彻底消毒。物理消毒法及化学消毒法的选择，主要取决于病原体的抵抗力、被消毒物品的性质和当时的条件，正确选择消毒方法以达到消毒效果。

（1）日光消毒。主要利用日光的热及干燥作用和日光中的紫外线，达到杀灭病原微生物的目的，用于不宜蒸、烫、药物浸泡的物品，如病人用过的被褥、棉衣、皮衣、毛毯等，在日光照射下可杀灭如痢疾、伤寒、结核杆菌和某些病毒。日光消毒的物品要干燥、放在日光下直接照射 3 ~ 6h，在日光强的中午前后效果最好，晒的物品应翻动，尽量铺开。

（2）紫外线消毒。用 30W 功率的紫外线灯，空气消毒应 2h；物品消毒，距离 30 ~ 60cm 内，照射时间为 30min，有效距离在 2m 以内。照射时间从灯亮后 5 ~ 7min 后计时，照射时要保护眼睛，可戴墨镜或用布盖住病人眼睛，勿直视灯光。

（3）煮沸消毒。这是家庭中常用的既简单易行，又确实有效的消毒方法，多数细菌在 60 ~ 70℃ 热水中 30min 可以死亡，肝炎病毒在沸水中 15min 以上能灭活。适于煮沸消毒的物品如病人的餐具、玻璃器皿、布类。在水中加入少量碱面，能帮助溶解油脂并提高消毒效果，但布类可能褪色。

（4）蒸汽消毒。有流动蒸汽及高压蒸汽消毒两种。家庭中可用普通蒸锅进行，用于不怕受热的金属、玻璃、棉织品，消毒时间 10 ~ 30min，消毒能力强，效果可靠。

（5）化学消毒。应用化学消毒剂使病原微生物蛋白质凝固变性而达到灭活，是医疗单位和家庭都可广泛使用的消毒方法。化学消毒剂种类很多，常用的有漂白粉、新洁尔灭、洗必泰、来苏儿、过氧乙酸、甲醛、乳酸、高锰酸钾等。应用化学药品时必须按消毒有效浓度比例严格配制，药品要妥善保管，以免发生意外，初次使用应有医务人员指导。消毒液充分与被消毒物接触，用足量。消毒门、墙、地面，必须全部湿润。用气体薰时，要把消毒物疏散开。掌握规定的消毒时间，一般消毒均需数小时。

（二）个人与家庭卫生

自然界中各种病原微生物种类繁多，时刻对人类健康构成威胁。搞好个人卫生，养成良好的卫生习惯，对预防疾病有重要作用。而个人与家庭是互相联系、影响的，家庭卫生反映了一个家庭的文化修养和生活习惯。注意讲究卫生，患病的机会就少，尤其是家庭老年人及小孩是易感人群，加强防病措施更为重要。

注意手的卫生：人的手在生活、工作、劳动等接触外界物体种类最多，次数最频繁，被污染的机会最多，必须养成良好的卫生习惯，勤洗手，勤剪指甲，保证在接触食品前手的卫生。保持手的清洁非常重要，尤其在下班后，外出后及进食前，必须养成洗手习惯，未洗手之前要把手看成已被污染，如不经清洗，就有传染疾病的潜在危险。洗手方法：要用流动水冲洗后再搓肥皂，充分揉搓，最后再用流动水冲洗干净，切忌一盆水大家一起用。卫生用品要分开专用：洗漱用品、水杯应个人专用。许多具有传染性的疾病如沙眼、肝炎、肺结核、流行性感冒、"红眼病"均可通过毛巾、脸盆、水杯互相传播。因此要养成讲卫生的习惯，不混用他人水杯及洗漱用具。拖鞋、洗脚盆也应个人专用。

人们常说"病从口入"，可见饮食卫生与防病的重要关系，饮食卫生包括以下方面。

（1）不吃不洁食物，包括生食、熟食、瓜果。

（2）不食已变质及腐败食物。发霉的粮食有黄曲霉菌，是一种极强的致癌物质。剩饭剩菜放在冰箱内，要与生食品分开。熟食不能久放，应加盖或放保鲜膜，避免交叉污染，保持冰箱清洁。冰箱内食品也应充分加热后再吃。

（3）不饮用不洁饮料，老年人不要喝生水，冷饮也要少喝，避免损伤胃肠。

（4）实行分餐制或用公筷，是预防肠道传染病的最好措施，尤其对健康状况不明的客人，采用自助餐符合卫生要求。如家庭成员中有传染病人，更应严格行分餐制，预防传染病扩散。

在家庭中的饮食卫生重点是厨房，做到做饭前要认真洗手，如有传染病如肝炎、痢疾、结核等不应下厨，以免传染他人。做生、熟、冷菜，刀具菜板应分开。炊具应定期消毒，并妥善保管，防尘、防蝇污染。学会辨别鱼、肉、家禽质量。生吃瓜果蔬菜要洗净，并经消毒剂浸泡后冲洗干净。凉拌食品要讲卫生，注意洗净消毒。

（三）家庭环境卫生

家庭环境清洁卫生包括空气净化，光线充足，卫生清洁，消灭有害昆虫，室内美化绿化。

（1）室内空气要保持新鲜，定时开窗通风换气，冬天也不例外，每日至少3次，每次15～30min，防止空气污染。有条件的室内用负氧离子发生器，增加氧含量。厨房应有排风扇或抽油烟机，减少二氧化碳含量。

（2）居室光线要好，无色玻璃可透过紫外线起到空气消毒作用。

（3）定期卫生清扫，保持室内清洁无尘，定期清理整顿用物。

（4）家中应消灭蚊蝇、蟑螂、老鼠等。

（5）对病人的排泄物要及时清除，酌情消毒。

（6）根据个人爱好及居住条件，养花草、盆景以美化居室，陶冶情操，有利身心健康。

第二节　康复护理

康复是指"经过医学的，社会的，教育的，职业的综合训练，尽最大可能使伤残者的功能恢复到最好水平"，其残留的能力得到充分的利用。处于康复期的人，首先应认识到由病人角色向健康人转化，需要一个过程，需要包括自己在内的共同努力，积极的休养与功能锻炼，在医护人员的指导下进行保健康复。

康复护理的指导思想，是使病人受到整体护理和帮助，包括身体、心理两方面。在护理实践中，每项活动都必须面向病人整体。病人因不同病情，在心理上可产生各种不同反应。在重视病人心理护理的同时，从病人的实际情况出发，制订可行的康复计划，并耐心指导，注意激发病人主动锻炼的热情，克服焦虑、厌烦、失望等不良情绪，克服康复过程中出现的困难，完成计划中所要求的内容，早日达到自我护理和康复的目的。护理者要热情关心，耐心细致地照顾病人。病人由于功能障碍或肢体伤残，感到为家庭和社会增加了负担，自尊心受到伤害，亲人不仅要耐心地照顾和安慰，还要理解病人的心情，鼓励病人建立起康复的信心，培养坚强的毅力。人在正常情况下，日常生活中的一切活动，如漱口、刷牙、洗脸、饮食、起居、大小便等均是生活中小事。但是对病人，尤其有肢体功能障碍时，就是大事，需要逐步恢复。最大限度地提高病人日常生活能力和自理能力是康复护理的重要内容。

做好生活护理，对部分能自理的活动，也给予协助、照顾，但不可代替，多鼓励病人锻炼自我护理能力。为病人创造良好的休养环境，家庭内融洽气氛可以增加病人生活的乐趣和康复的信心。生活作息规律，内容充实丰富，安排好每日活动计划，根据病人病情，定期修改，增加锻炼时间和内容。减少护理扶持措施，增加病人自理因素。按不同病的饮食原则，做好饮食护理。对卧床病人，注意预防并发症，如感染、褥疮、坠床等。注意观察病情变化，及时与医生联系。

一、医疗体育

医疗体育的对象是病人，是其他医疗方法和手段不能代替的康复治疗方法。有较强的针对性，可不受设备条件的限制，效果可靠，通过医疗体育，能促进血液循环，改善局部供血，促进病肢恢复功能。对于有器官功能严重损伤、功能障碍的病人，医疗体育可以充分地调动病人的潜能，参与实施康复计划，增强病人康复信心，克服消极等待，被动依赖医药的局面，达到最大限度的功能恢复，降低伤残后遗症，提高病人的生活质量。

（1）医疗体育方式。按运动的方式分为被动式运动、助力运动、主动运动三种。被动运动指运动完全靠外力帮助进行，为防止肌肉废用性萎缩及关节强直，增加局部血液循环，适用于瘫痪、创伤后不能自主活动、骨折制动期的病人。自主运动，指单个关节或多个关节的联合运动，又分为可引起关节活动的肌肉收缩运动和无关节活动的肌肉收缩运动。多用于骨折后被固定肢体的肌肉收缩运动。助力活动，如瘫痪病人及伤残病人自主用力并加以外力协助的一种运动形式，但助力是辅助力，不能代替病人自主用力，随着病人功能逐渐恢复，可逐渐增加自主运动，减少助力的作用。医疗体育的方法和手段较多，主要是要根据病人的病情来确定，现代的健身运动器械对不同疾病的康复有重要作用。

（2）医疗体育注意事项：必须坚持经常性和长期性，才能取得效果，一般应按计划进行，每日 1~2 次，长期坚持直到机体及肢体的功能基本恢复，慢性病病人应长期坚持，作为增强体质的一项主要内容。在恢复自主运动能力后可根据个人爱好和体力，选择并长期坚持运动，对强身防衰老都大有益处。下面介绍几种常见的病人医疗体育活动。

（一）瘫痪病人的医疗体育

偏瘫多见于脑血管意外后遗症，医疗体育可以改善病人的全身情况，减少并发症，防止肢体肌肉萎缩和关节畸形，促进功能的恢复和代偿功能。现在多主张当病情稳定后尽早开始运动，争取患肢运动功能早日恢复。医疗体育可分早期及后期。

（1）早期医疗体育。病情趋向平稳，病人意识恢复时即可开始，运动方式以被动按摩及助力两种，重点是防肢体挛缩和预防褥疮等并发症。①被动运动。家庭护理人员对瘫痪病人肢体肌肉进行按摩，采用揉、搓、捏、拿手法。用力均匀，也可用小型电动按摩器，对病侧肢体按摩，起到舒筋活血作用，每日 2 次，每次 30min。被动活动瘫侧肢体的各关节，进行被动功能锻炼，先从手的小关节开始，继而活动肘、肩、膝关节、髋关节，做伸、屈、外旋、外展、内收、环旋运动，充分活动各关节，但需防止过度用力，扭伤病人。如有痉挛性瘫痪病人，活动时出现抽搐，应暂停，待抽搐过后再活动，以免拉伤关节。②保持肢体功能位置。

（2）后期医疗体育从病人可以下床时开始，重点训练站立、行走，并要注意手的功能。病人出现轻微的自主动作时，鼓励病人做主动运动，或由健侧带动患侧肢体。每日为病人制订活动计划，结合生活自理活动，如洗脸、刷牙、穿衣、解衣扣、上厕所，因为增加和恢复部分生活自理能力，使病人感到重新获得"自由"之时已不远，增加康复信心。注意病人劳逸结合，逐渐增加运动量，经常给病人强化战胜病魔的信心，肯定病人取得的微小进步。辅以助力运动。多数病人在二周以后开始下床，下床前应锻炼坐起，上身能保持左右平衡，且无头晕。下床扶物训练站立，能站稳，全脚着地后再训练左右移位，踏步等作步行训练前准备，继无不适后在他人扶持下步行，或扶手杖、小车。逐渐增加步行的距离和时间，注意病人步态。逐渐练习上下楼梯，每日做有规律的步行活动。直到肢体功能全部恢复仍需巩固。下床活动期应有人陪护，注意步态，防止滑、碰、摔伤等意外，满足病人心理安全需要。合理安排病人每日生活及医疗体育活动，注意劳逸结合，保证合理的饮食和睡眠。

（二）肢体骨折病人的医疗体育

老年人常有骨折发生，由于需制动常用夹板及石膏固定或手术固定，在一段时间内，伤肢要限制活动。骨折后医疗体育活动，可以增加局部血液循环，维持正常的组织代谢，防止骨脱钙，促进骨折愈合，防止废用性肌肉萎缩及关节内粘连和挛缩，促进伤后局部血肿的吸收。运动可改善病人的情绪，防止褥疮和静脉血栓形成，改善呼吸、消化功能，防止发生坠积性肺炎。医疗体育活动是一种确实有效的康复手段。骨折后医疗体育的时机以病人经过处理后全身情况稳定即可开始，按骨折后时间分二期：一期即自骨折后至骨折愈合期，二期即自愈合后至恢复肌力期。

1．一期

（1）骨折在一周内，经复位后抬高患肢，高到心脏水平之上，以减轻局部肿胀、疼痛。一周后，局部疼痛缓解，仍需限制活动，但此时可做主动的收缩运动，即病人自己进行收紧伤肢肌肉，保持肢体不动，使肌肉收缩坚持数秒钟后再放松，反复数次，每日做3~4次，促进局部血液循环。

（2）在三周后疼痛消失，此时骨折尚未愈合，可在他人帮助下做些伸展活动。但要循序渐进，活动范围逐渐增加。防止骨折移位，要做与骨折移位方向相反的活动，并需由医生指导。老年人发生股骨颈骨骨折的概率较高，在骨折未愈前，侧卧位时禁向健侧卧，防止形成髋关节内收畸形。注意防褥疮和肌萎缩，应进行被动按摩，骨折愈合后方可持重行走，但必须在有人陪护下练习下蹲，在床上做抬腿、屈膝活动，健侧也需进行运动。

（3）对必须卧床的病人，可做床上运动，练习深呼吸。

2. 二期

为增强关节活动，增强肌力康复，在去除骨折固定物后即可开始。主动运动宜尽早进行。有时力量不够需加被动运动，对挛缩和粘连的组织进行牵拉，应以不引起疼痛为度，防用力过猛。每日肌力训练，以肌肉疲劳才能达到增加肌力作用为度，肌力练习以每日一次或隔日一次防止过度疲劳削弱肌力。肌力训练与关节活动练习配合进行。结合日常生活自理能力训练，如进餐、上肢持物、穿衣等自我照顾能力训练，促进运动技能的康复。

（三）手部功能医疗体育

手是人类劳动的器官，伤后正确处理及瘫后积极治疗和手部医疗体育锻炼，可使手的功能得到恢复，若处理不当，可遗留严重的残疾，影响病人的生活和工作。

（1）伤、瘫初期手的功能位置。手的功能位是手进行劳动时最常见的姿势，手腕关节背伸 20°～25°，大拇指外展、对掌，其他四个手指略为分开，半屈曲状，相当于手中握小皮球的体位。此体位的手能根据不同活动的需要迅速地做出不同的动作，发挥手的功能，如握物、伸手、夹持等。外伤后、瘫痪后没有自主运动前，均应使手保持功能体位。

（2）手部医疗体育。①早期抬高患肢，保持功能位，局部肌肉按摩促消肿。②去除固定后，开始消除关节挛缩的练习，做按摩、被动运动及主动运动。重点注意拇指功能：外展，对掌活动（因手的功能中，拇指功能的康复对手的功能有重要影响，几乎占全部功能的一半，并起主导作用）。被动运动及活动关节时，防止用力粗暴，造成不必要的损伤。活动量应从小到大，当手指活动度及肌力有一定恢复时，可结合日常生活进行运动技能、生活技能及工作技能的训练，如拿、用筷子，拿杯子，拍皮球，使用剪刀、镊子、勺子，扣衣扣，打毛线或其他方式。如用老年健身球、健身环等训练器材，也可配合理疗、针灸、按摩，可获得一定康复效果。

二、褥疮的预防和护理

褥疮是护理重危、卧床病人时要高度重视的一种严重并发症。发生褥疮的原因：长期卧床，如瘫痪、昏迷、病情危重、固定体位、不能自主翻身或翻身少压迫局部时间长，或病人大小便失禁、皮肤经常受潮，床单不平整使皮肤受压摩擦、破损。病人极度消瘦、营养不良、水肿、脱水。持续性和局部皮肤发红，不褪色，局部热痛，是褥疮的先兆。而增加活动、减少局部受压可降低褥疮发生的危险。褥疮易发部位为身体受压和缺少脂肪肌肉的骨突部位，如骶尾部、髋部侧卧着床受力部、肩部、肘部、脚跟、内外踝骨，石膏固定时边缘与皮肤摩擦部、受压部。

（1）褥疮的预防（皮肤护理）。对容易发生褥疮的病人，要注意采取积极的预防护理措施。①避免局部长期受压，经常更换体位。每 2～3h 翻身一次，最长不可超过 4h，对已出现发红、水泡现象者，必要时要 1h 翻身一次，翻身时避免在床上拖、拉病人，防止皮肤擦伤感染。为减少压力，骨隆突部位可用垫气圈、棉垫、海绵垫，水褥垫效果更好。为改善皮肤血液循环，经常用温水擦澡，保持皮肤的干燥、清洁，局部用红花酒精（中药红花 15g 加入 75% 酒精 500mL 中浸泡一周）按摩受压部位。方法：将红花酒精倾倒于操作者手掌心中少许，用手掌轻揉轻按骨突出部，或于发红部用拇指以环行动作向外按摩。②保持床单清洁、干燥、平整无皱褶。

（2）褥疮的护理。①褥疮早期为瘀血红润期，应采取综合措施，防止继续受压。增加翻身次数和局部按摩次数，保持皮肤清洁，局部可用热敷，红外线灯烤改善局部血液循环，增加局部抵抗力，可用碘伏、肿痛消喷涂局部每日 2～3 次。②破溃后形成浅溃疡期，但未侵到皮下组织，可有少量渗出液。仍需去除局部受压挤压因素，保持溃疡面干燥，增加局部血液循环，仍主张暴露创面。用红外线灯或 100W 的灯泡烤，每次 20min 每日 2～3 次，注意勿烫伤。用频谱治疗仪也可收到治疗效果。局部喷肿痛消，蜂胶或白糖与碘伏软膏（3～4 份白糖加 1 份碘伏）呈糊状涂于创面，每日 1～4 次，先用双氧水洗净，使创面干净后再涂白糖/碘伏膏。③深部溃疡，可透入皮下、肌肉，侵犯到骨骼，可超过皮肤创面的边缘，在皮下隐伏扩展，表面附着白色、黄色、绿色分泌物，有时形成黑硬痂。分泌物多为混合的细菌感染。因渗出物多，应清洗创面，每日更换敷料，保持创面干燥、清洁，应用消炎及促进愈合的药物，如中药去腐生肌散、养阴生肌散，大量服用维生素 C，每日 500～3000mg 促进溃疡愈合。

第三节　膳食护理

一、热能和营养素

食物为人类维持生命和身体各个器官的正常活动提供了各种营养素，它们提供热能，保证身体的生长发育、修补组织，维持正常的生理活动，提高机体抵抗力和免疫功能，从而增进健康以延年益寿。

（一）能量

人体消耗的能量是由食物转变而来的。食物中产生能量的营养素为蛋白质、脂肪和碳水化合物，供给人体维持生命、生长发育和从事各种活动等的需要。能量摄入不足可引起热能缺乏症状，常与蛋白质缺乏同时存在。但长期能量摄入过多又可引起肥胖，是心血管疾病等发病因素之一。

食物中三大营养素在人体内产生的热能是：蛋白质 16.7kJ/g，脂肪 33.7kJ/g，碳水化合物 16.8kJ/g。人体每日的能量消耗，大体上是由两方面构成：维持基础代谢所需的热能与从事各种活动（包括体力和脑力劳动）所消耗的能量。基础代谢是维持基本生命活动时需要的热能，与性别、年龄、体型等有关。成年男子每公斤体重每小时约消耗 1k cal 热能，体重 60kg 的人 24h 的基础代谢为 5760kJ。妇女比男子约低 2%～12%，老年人又比中年人低 10%～15%。胖人脂肪多，其基础代谢比瘦人低。从事各种劳动及生活活动的消耗的能量，直接受劳动强度和持续时间的影响。以下概括地举例说明某些工作大概属于何级劳动。

极轻劳动：以坐着为主的工作，如办公室工作。

轻劳动：以站着或少量走动为主的工作，如店员售货、教员讲课等。

中等劳动：如机动车的驾驶、电工安装等。

重劳动：如非机械化农业劳动、舞蹈、体育运动等：

极重劳动：如非机械化的装卸、采矿、砸石等劳动。

重体力劳动每小时耗能为轻体力劳动的一倍。

（二）蛋白质

蛋白质是生命和机体的重要物质基础。它具有各种生物学功能，是体内酶、激素、抗体的重要成分，同时也是维持体液酸碱平衡和正常渗透压的重要物质。成年人体内蛋白质约占体重的 16%～18%。体内蛋白质并非固定不变，而是不断地合成和分解，需要从膳食中来的蛋白质予以补充、更新。体内各种蛋白质，由 20 余种氨基酸组合构成，大部分氨基酸可在体内合成，有 8 种人体所必需的氨基酸只能由膳食蛋白供应，它们是异亮氨酸、亮氨酸、赖氨酸、蛋氨酸、苯丙氨酸、苏氨酸、色氨酸和缬氨酸（婴儿还需组氨酸）。膳食蛋白质的模式越接近人体蛋白质的组成，并为人体消化与吸收时，就越适应人体合成蛋白质的需要。其营养价值就越高。

由于食物中所含氨基酸的种类和比例不同，故应将不同食物适当混合食用，可以取长补短，使其比值接近人体需要的模式，提高蛋白质的营养价值。摄入蛋白质不足时，使儿童生长发育迟缓，成人体重减轻，对传染病抵抗力降低，严重时可致营养性水肿。

食物中含蛋白质较多的为肉类、鱼类、蛋类、奶类。植物中干豆类蛋白质含量也较高，硬果类如花生、核桃也含有较多的蛋白质，谷类及薯类含蛋白质较少。动物性蛋白如能达到总蛋白量的 20% ~ 30%，则效果更好。

(三) 脂肪

脂肪主要是供给身体热能及帮助脂溶性物质和脂溶性维生素，如维生素A、D、E、K 等的吸收。它能改善食物的感官性状，引起食欲及维持饱腹感。脂肪在体内大致有两种形式存在，一种是组织和细胞的组成成分，在体内是相对稳定的。另一部分存在于皮下、腹腔、肌肉间隙，可随时被利用于机体的代谢，当食入能量过多，体内贮存脂肪过多时，人就会发胖，长期摄取热量过少会使贮存脂肪耗竭而使人消瘦。脂肪有维持体温，支持和保护脏器及组织、关节等的作用。脂肪在体内的含量在 13.2% 左右。

动植物脂肪的主要成分脂肪酸有很多种类。根据化学结构可分为三类：①饱和脂肪酸。②具有一个不饱和键的脂肪酸。③具有多个不饱和键的脂肪酸。饱和脂肪酸有升高血脂，使动脉粥样硬化发病率增高的作用，而不饱和脂肪酸却有相反的作用。动物性食物除鱼油外，大多富含饱和脂肪酸，植物油中除椰子油外，大多富含不饱和脂肪酸。

胆固醇是类脂的一种，是人体不可缺少的重要物质。血浆胆固醇可来自食物，也可在肝脏合成。饱和脂肪酸可使血浆胆固醇升高，而不饱和脂肪酸可使血浆胆固醇降低。冠心病被认为与高胆固醇血有关，故需控制膳食中的胆固醇含量。食用植物油及植物性食品有利于血浆胆固醇的降低及防止动脉粥样硬化。进食中脂肪占总热能的 30% 以下为宜。

(四) 碳水化合物和膳食纤维

碳水化合物又称为糖，是人体内最主要的供能物质，是构成机体的重要物质，并参与细胞的多种活动，还有解毒作用。食物中碳水化合物又分为单糖类如葡萄糖、果糖，双糖类如蔗糖、麦芽糖，多糖类如淀粉、纤维素、果胶等。糖类摄入不足可使能量不足，生长迟缓，体重减轻，摄入过多可致肥胖。膳食纤维是指不能为人体利用的碳水化合物，是植物食物中的一种成分，虽不能被机体消化吸收和利用，但能刺激胃肠道蠕动，促进消化腺分泌，有助于正常消化及排便功能。碳水化合物的主要食物来源为谷类、薯类、根茎类食物及各种单糖、双糖等，蔬菜和水果又是粗纤维和果胶的来源。我国人民的膳食以谷类为主，合理的碳水化合物提供的能量在 70% 为宜。

（五）水、矿物质和微量元素

水本身虽然不含热能，但是水在机体中含量最大，是维持人体正常生理活动的重要物质，成人体液占体重的 60% 左右。体内营养及物质代谢都要靠体液运送和排除。水能调节体温，并在体内起到润滑作用，如泪液、唾液、消化液、关节滑液等。成人每公斤体重每日需水 40mL，需要量随体重、年龄、气候及劳动强度而异。体内水分主要来自饮水、食物及部分体内代谢所产生的水。

矿物质不仅是构成人体骨骼支架的主要成分，并在维持肌肉、神经等正常的生理功能，调节体液渗透压和酸碱平衡，组成体内多种酶、激素和维生素等方面起着重要作用。人体从膳食及饮水中每日摄入及排出约 20~30g 的矿物质，除钙、镁、钠、钾、磷、氯、硫等元素在体内含量较大外，还有多种微量元素。

各种食物中含有的矿物质不同，绝大多数蔬菜、水果、豆类中含钠、钾、钙、镁等元素，大部分肉、鱼、禽、蛋类含丰富的硫，米、面类制品含磷较多，故各种食品要合理搭配食用。

以体内含量较大的矿物质钙为例说明其重要。钙主要贮存于骨骼，并对肌肉及神经的应激性和心脏的正常搏动起着重要作用，它还参与血液凝固、毛细血管的渗透压、体内酸碱平衡，缺乏时可造成骨质疏松，骨质软化。食物中奶及奶制品、海产品、豆制品中含有丰富的钙，稻米、麦、玉米等含钙较少。

微量元素虽在体内含量很少，约占体重的 0.1%，但对人体的生物学功能如酶的构成与激活，合成激素及维生素等起着重要作用。微量元素的代谢失常会引起种种病变及疾病。已发现有 14 种微量元素是必需微量元素：铁、碘、锌、氟、铜、钒、硒、锰、镍、铂、钴、铬、锡及硅。现就重点介绍其中部分微量元素。

铁是血红蛋白及许多酶的重要成分，在人体中参与氧的运载、交换和组织呼吸过程。缺乏时一般表现为缺铁性贫血。植物性食物中铁的吸收率很低，例如大米为 1%，菠菜、大豆为 7%，玉米、黑豆为 3%，莴苣为 4%，在动物性食物中铁的吸收稍高，如蛋类为 3%，鱼类为 11%，而动物肌肉及内脏可达 22%。植物性食物与肉类一起进食时，铁的吸收率可增加一倍。动物肝脏与植物性食物一起进食也可促进铁的吸收作用。考虑到食物中铁的吸收率一般较低（平均约 10%），故在选择膳食时应考虑含铁较多的食物。

碘是甲状腺的重要成分，对维持人体代谢有重要影响，因而与人体的生长发育有密切关系。碘缺乏时可引起甲状腺肿大，小儿的呆小病。海产品如海带、紫菜、海盐中含碘非常丰富。

锌是多种酶的成分，又是蛋白质合成的一个因素。锌缺乏的主要症状是生长迟缓，少年期性器官发育幼稚化，伤口愈合慢，味觉异常等。含锌量较多的食物为动物性食品如肉类、海产品。锌缺乏可通过补充锌制剂而得到纠正。

（六）维生素

维生素是人体代谢中必不可少的有机化合物，大部分不能在人体内合成，需要从食物中摄取，缺乏时可发生维生素缺乏病。

（1）维生素 A，又名视黄醇。溶于脂肪，在一般烹调中，对热稳定，但易氧化，紫外线亦能起破坏作用。胡萝卜素在体内可转化为维生素 A（1mg 胡萝卜素相当于 0.167mg 维生素 A）。维生素 A 在体内维持皮肤、黏膜的健康，参与眼的暗适应，是合成视紫质的原料，并促进正常的生长发育。缺乏时可使皮肤干燥、角化及增生，腺体分泌减少，影响骨骼的发育与生长，并导致夜盲。膳食中肝类、蛋黄中含维生素 A 较多，植物中深绿色蔬菜含胡萝卜素较多。

（2）维生素 D，脂溶性，在中性和碱性溶液中耐热，不易被氧化，故在日常加工及烹调中不会被破坏。其作用是促进钙与磷在肠道的吸收，促进钙、磷形成骨质。缺乏时可使儿童发生佝偻病，成人为软骨病。少数动物性食物如鱼肝油、蛋黄、肝含有维生素 D，但在阳光（紫外线）的照射下，它可以在人体皮下合成，是人体内维生素 D 的主要天然来源。

（3）维生素 E，又名生育酚，耐热，耐酸碱，易被氧化。它能维持生殖器官正常功能及抗氧化作用，保护细胞膜不被氧化，从而延长细胞寿命，可能有预防衰老作用。人类未见有维生素 E 缺乏症。各种植物油及莴苣中含量较多。

（4）维生素 B_1，又名硫胺素，溶于水，在中性及碱性溶液中遇热易破坏，在酸性溶液中耐热。它在糖代谢过程中有重要作用，刺激胃肠蠕动，增进食欲。缺乏时可致多发性神经炎，心脏扩大，全身水肿。谷类、豆类、硬果及动物内脏、蛋类均含有较多维生素 B_1，酵母中含量也很丰富。大米过分加工和水洗，会促进其中的维生素 B_1 损失。

（5）维生素 B_2，又名核黄素。溶于水，在中性及酸性溶液中稳定，耐热，在碱性条件下，尤以在紫外线照射下易破坏，为身体健康和生长所必需。缺乏时可致舌炎、唇炎、口角炎、阴囊皮炎。在肉类、蛋类、干豆类及蘑菇、野菜中含量较多。

（6）烟酸，又名维生素 PP。溶于水，耐热、酸和碱。它参与身体的氧化还原过程，促进消化功能，维持皮肤和神经的健康。缺乏时可致对称性红褐性皮炎、口炎、舌炎、腹泻、便秘及神经精神症状。动物内脏、花生、酵母及谷类食物中含量较多。谷类如玉米中的烟酸多为结合型，除非将食物特别处理如加碱使烟酸释放出来，否则不能被人体利用。

（7）维生素 C，又名抗坏血酸。在酸性中较稳定，遇热、碱易被破坏，易被氧化而分解。参加体内多种氧化还原反应，参与胶原的合成并与红细胞生长有关。有解毒作用，临床上常用为解毒剂之一。缺乏时可致坏血病，在皮下、黏膜下、牙龈、关节、肌肉，骨膜下皆可出血，伤口愈合减慢。维生素 C 在新鲜蔬菜及带酸味的水果如橘子、柠檬、山楂、酸枣中含量丰富，豆芽中也含维生素 C。在正常烹调过程中，约有 5%～50% 的维生素 C 损失。维生素 C 也作为药物使用，其剂量大于生理剂量的数倍以至十倍以上。对于大剂量维生素 C 预防疾病的观点尚有争论，故对维生素 C 的长期大剂量使用应慎重。

二、膳食指南

根据全国营养调查和卫生部对疾病的统计，我国人民有因食物品种单调或短缺所造成的营养缺乏病，如缺铁性贫血、佝偻病和维生素 A、B 缺乏病等，又有出于膳食不平衡所形成的与某些营养失调有关的疾病，如心血管疾病、脑血管疾病、恶性肿瘤等。上述三种病居所有疾病死亡原因的前三位。而体重超常或肥胖，无论在儿童或成年人也已成为我国经济较发达地区的现实营养问题。膳食营养是关系到人民身体健康的大事。膳食结构要根据实际情况来制定，使人们能够按照各自的消费水平和食物供应情况调配自己的一日三餐。使之尽可能符合"每日膳食中营养素供给量"的要求。如能遵守指南中所列的原则，人们的营养情况可望得到良好的改善。

（一）食物要多样

就目前所知，人体需要的营养素有 40 多种，概括为蛋白质、脂肪、碳水化合物、维生素、矿物质（包括微量元素）、水和膳食纤维。各种食物的营养价值不同，任何一种单一天然食物都不能提供人体所需的全部营养素。因此，适宜的膳食必须由多种食物组成，才能达到平衡膳食的目的。

我国营养工作者将食物分成五大类：第一类为谷类、薯类、干豆类，主要提供碳水化合物、蛋白质、B 族维生素，也是膳食的主要能量来源。第二类为动物食物，包括肉、禽、蛋、鱼、奶等，主要提供蛋白质、脂肪、矿物质、维生素 A 和 B 族维生素。第三类为大豆及其制品，主要提供蛋白质、脂肪、膳食纤维、矿物质和 B 族维生素。第四类为蔬菜、水果，主要提供膳食纤维、矿物质、维生素 C 和胡萝卜素。第五类为纯能量食物，包括动植物油脂、各种食用糖和酒类，主要提供能量。这五大类食物应按需适量摄取，但应注意不宜食用过多的动物食物和纯能量食物，以保持我国膳食以植物食物为主，动物食物为辅，能量来源以粮食为主的特点，避免西方发达国家膳食模式所带来脂肪过多、能量太高等弊端。要注意在各类食物中尽可能地选择不同食物品种，以达到食物多样化和营养素供给平衡的目的，特别是蔬菜应多选用一些绿色或其他深色蔬菜，以补充人体所需的胡萝卜素和矿物质。

（二）饥饱要适当

太胖或太瘦都不利于人体健康，各国膳食指南都把维特正常体重放在重要位置。我国人民根据长期养生经验提出"食不过饱"的主张，也就是饮食适度，饥饱适当的意思。其目的是达到营养适宜的程度，使能量和蛋白质的摄入与消耗相适应，避免身体超重或消瘦。人的进食量可以自身调节，当食欲得到满足时，其能量需要一般也可以满足，体重得以维持正常。当营养不足或病后康复期，其进食量相应增加，以补充机体所需营养，恢复其体重。经常称重是衡量饮食是否适度的常用方法。要判断体重是否超重或消瘦可用身高为基础计算体重的公式来判定各自的标准体重。

（三）油脂要适量

要避免摄入太多的脂肪，特别是含饱和脂肪酸较多的动物脂肪，因为吃过多的饱和脂肪和脂肪酸对大多数人来说，会增高血中胆固醇的含量，它是冠心病的主要危险因素之一。但是，就我国大多数人来说，脂肪摄取量并不多，全国平均膳食中脂肪所提供的能量仅占总能量的 18.4%，还没有必要限制食用含饱和脂肪酸较多的食物，如肥瘦各半的猪肉。因为含有饱和脂肪酸较多的食物，一般能提供高质量的蛋白质和许多必需的维生素和矿物质。在我国少数经济发达地区和大城市，有些人脂肪摄入量较多，其所供能量已超过膳食总能量的 30%，应当减少脂肪，尤其是动物脂肪的摄入量，以预防冠心病的发生。

中国营养学会建议，膳食中总脂肪所提供的能量以占膳食总能量的 20% ~25% 为宜，世界卫生组织建议以不超过 30% 为限。在我国小康水平的食物结构中，预期食用植物油的人均消费量每月为 0.75kg，相当每日 25g，其余油脂来自各种食物，如果食物选择适宜，估计油脂所提供的能量一般不会超过膳食总能量的 30%。

（四）粗细要搭配

近代营养学研究结果表明，不能为人体消化酶分解的膳食纤维对人体健康很有益处，它们在人体内不但能刺激肠道蠕动，减少慢性便秘，而且对心血管疾病、糖尿病、结肠癌等有一定的预防作用。膳食纤维包括纤维素、半纤维素、木质素、果胶等物质，是植物细胞壁的成分。每天要吃不同类型富含膳食纤维的食物，如粗粮、杂粮、豆类、蔬菜、水果等。要多吃一些粗米、面和杂粮，少吃精米白面，因为稻米、小麦碾磨太精，谷粒中所含维生素、矿物质和膳食纤维等营养素大部分流失到糠麸之中，对人体健康不利。

三、膳食中营养供给量

每日膳食中营养供给量是作为保证正常人身体而提出的膳食质量标准。营养素供给量的含义，与营养素需要量不同，需要量是指维持身体正常生理功能所需要的数量，低于这个数量将对身体产生不利影响。供给量是在满足身体正常生理需要的基础上，按食物生产和饮食习惯的情况而规定的适宜数量。显然，供给量比需要量充裕。在应用于个人时，可作适当调整。但如果个人长期地摄入营养素量过低，也将有营养缺乏的危险。

四、饮食注意事项

人到老年以后，机体逐渐出现衰老退化的现象，随着年龄的增长，身体各个系统与器官在功能上都会出现变化。高血压、动脉硬化、骨质疏松和各种代谢性障碍等老年常见病也显著增加。有人认为，衰老的发生与发展与先天的遗传因素和后天的生活环境都有关系。有利的生活环境包括合理的饮食营养可以发挥遗传上可能的优点，使衰老的发展缓慢，不利的环境条件可使衰老加速，寿命缩短。老年常见病的发生与青壮年时期的饮食习惯有很大关系，只是在老年期加快了病理过程的发展，所以防治早老和老年性多发病，从中年时就需要重视合理营养问题。

（1）自中年步入老年后，人体对蛋白质、钙、铁和多种维生素的需要量相对比青壮年时期有所增加。但仍有多数老人发生营养不良，其原因不是需要量大，而是膳食调整不合理，缺乏必要的营养知识，孤独生活，年老体衰，缺少必要的照料，另外，咀嚼能力下降，胃肠功能减退，饮食单调，长期食用软食、疾病、酗酒等种种原因引起食欲下降以及习惯长期服用某些对消化系统及代谢有影响的药物等，均可发生营养缺乏症。但也有不少老人由于进食量大于需要量，使体内脂肪增加，并且有些人即使减少进食量也不能控制体重的增长。一般都认为肥胖对身体不利，肥胖的人容易发生代谢性疾病及心血管疾病，故食物营养要符合平衡膳食的要求，热能供给量以能维持标准体重为原则。实际体重与平均体重，超过或低于10%者属偏重或偏轻，超过或低于20%者属肥胖或消瘦。体重偏轻者适当增加摄入热能，体重超过标准者应控制进食量，主要限制油脂和糖的摄入量。

（2）食物的选择要多样化，使不同食物所含的营养成分在体内能互相补充。长期以来，素食和限制进食量被认为是长寿老人膳食的基本准则。素食的基本要求是限制食用动物性食品。肉、鱼、乳、蛋是优质蛋白质的重要来源，但含胆固醇和饱和脂肪酸多的动物性食品对老人心血管不利。豆制品是适合食用的高蛋白、低碳水化合物食品。老人食用的油脂应选用不饱和脂肪酸含量高的菜籽油、豆油等植物油。老人因为肌组织退化和肠道分泌减少，容易发生便秘而继发一系列疾病。粗粮、薯类、蔬菜、瓜果等植物性食品中的纤维素、果胶等虽然很难被人体胃肠道消化吸收，但这些成分有利于调节消化道的生理功能，有利于脂质代谢的正常化，降低血中胆固醇的含量，并使粪便松软容易排出，对老年人的健康有利。

（3）老年人牙齿的咀嚼功能及胃肠道消化吸收能力减退，食物的烹调加工要适合老年人的这些特点，做到色香味好，能促进食欲，容易吸收；避免食用过于油腻煎炸的食物，也不宜使用糯米等黏性很大不易消化的食品。馒头、面包、米饭、豆腐、豆浆、蛋羹、鱼松、肉末、土豆泥等较适合老人食用，对牙齿不好的老人吃叶菜类食品可制成菜馅包子、饺子。水果则煮后食用或饮其果汁。老年人膳食以清淡为宜，避免用过咸的食品。

（4）要有合理的膳食制度。成年人在中年以后，每餐进食量的分配影响到人体吸收和健康，过饥过饱都可造成不利的影响，尤其对老年人，每餐的进食要适中，暴饮暴食可以引起消化系统功能障碍，甚至诱发心肌梗死、胰腺炎、胆囊炎或急性胃扩张。同时老年人不耐饥饿，容易发生低血糖，所以每天的膳食除正常的三餐外，餐间的间隔不宜过长，睡前1小时和早晨起床后可以吃少量稀粥或饼干，睡前应避免进食不易消化的食物，也不要吃得过饱。

随着年龄的增长，身体各个器官和组织都有一个衰退、变化的过程。做好老年人的保健工作，使老年人充分发挥其聪明才智及丰富的业务技术经验和社会经验，是一项重要的任务。我国医学从很早就注意了保健工作（当时称为养生或摄生）。汉时的《黄帝内经》中曾提到"法于阴阳，和于术数，食饮有节，起居有常，不妄作劳"。意思就是要顺乎阴阳变化，采取适当的方法锻炼身体，注意饮食卫生，适当休息，避免劳累。这些至今仍不失为老年保健工作的座右铭。

第四节　老年人衰老的表现和保健要点

据对人的体力和脑力劳动能力的研究，人的体力劳动能力40岁以后就逐渐开始减退，脑力劳动能力也在50岁即达到顶峰。不管人的老化现象现在存在着各式各样的学说，如消耗论、病理蓄积论、分子水平论、遗传基因论、免疫论等，但人的老化现象仍是在发育成熟期后，随年龄增长，身心两方面所发生的衰退变化过程。这是不以人们的意志为转移的，任何名为长生不老的仙方妙药都是无能为力的。从上面提到的体力和脑力开始衰退的年龄都始于40～50岁，这就是我们所提出的不仅要加强老年保健，而且中年保健也是必须重视的问题。客观上中年人处于社会上挑重担的时候，家庭和子女教育的重担也多已担在肩头，工作的忙和累很难使中年人有时间考虑自己的身体，以致许多潜伏的疾病不能及时发现，耽误了治疗时机。

老年人的老化现象一般来说是进行性的和不可逆的，虽然存在着个体差异，性别差异，但总的趋势是向衰老方向发展。然而，老化过程的进展是缓慢的，渐进的，短时间内不易被觉察。

一、皮肤毛发的老化与保健

老年人皮肤开始变得干燥，由于失水和弹力组织减少，皮肤皱纹增多，色素沉着，出现"寿斑"。手掌、脚底可见过度的角化和肥厚，形成胼胝老茧、鸡眼，容易发生皲裂。毛发色素减少，变白、脱发甚至出现斑秃或白斑。另一方面，在男性老人中，眉毛、鼻毛和胡须、阴毛可过度生长。皮肤、手、足的保健要重在预防，在清洁脸部和头、足时应尽量避免碱性过大的洗涤剂，冬季最好用温水浸泡，洗后擦干，涂用护肤品保持湿润。人的皮肤分为油性、干性和中性三种类型，选用护肤品应适合个人特点，油性皮肤宜选用"水包油"质的护肤霜或清洁霜，干性皮肤宜选用"油包水"质的油脂或油性稍多的雪花膏。中性皮肤可随意选用任何一种护肤霜或专供中性皮肤用的珍珠霜等营养霜。日常使用的化妆品都含有化学药品，长期使用对皮肤有损害，有肝病、糖尿病、皮炎、荨麻疹的人应避免使用或少用化妆品。

二、感觉器官的老化与保健

眼是感觉器官中较早出现老化现象的，一般在45岁以后就出现了看近处的小字不清楚的"老花眼"现象。据一些单位调查，在退休工人中约有95%的人视力在0.5以下。眼的保健要点就是要及时选配适当度数的老花镜，纠正老花和它可能带来的视力减退、头痛等不适。一定要找眼科医师选配合适的老花眼镜，切不可找差不多度数的眼镜随便配戴，以致加速视力减退。

老年人的听力减退多在 60 岁以后发生，一般随着年龄增长，听觉细胞逐渐萎缩退化。其保健措施是一方面除去耵聍栓塞引起的假性听力减退，另一方面是对老人讲话要使之能够看到讲话时的口形，便于从口形上协助分辨。

三、心血管的老化与保健

心、血管是人体生命活动负荷较大的器官。它要把营养物质送至全身，又要把代谢废物由全身收回，是交通枢纽，也是动力的源泉。老年人的心脏和血管老化最多见的是动脉粥样硬化，血管弹性下降，血管上沉积着钙的斑块。心血管系统的保健主要在于平时的运动和锻炼，体力活动可加大心脏血液排出，增加血管弹性。40 岁后要注意心、血管的老化情况，要在不知不觉中注意发现心、血管的负荷功能，可在体检时进行胸部 X 线检查，发现心脏和主动脉在外形上的改变。进行心功能试验，如二阶梯试验、活动平板运动试验，以判定心血管负荷能力。心电图和超声心动图都是心血管系比较重要的检查项目，40 岁后，特别是有心区不适时，应注意经常检查。

第五节　常用药物知识

随着社会的不断发展，人们对身心健康的要求也在不断提高，在家庭范围用药愈来愈广。进入老年期，身体各系统功能逐渐衰退，抗病能力减弱，发病率渐高，用药机会增加。对一些慢性病及疾病的恢复期，需在医生的指导下，在家庭中继续用药治疗，如用药不当，有时会发生严重不良后果。因此应学习和掌握一定的药物知识，了解老年人生理变化及用药特点，确保合理、准确、安全使用药物，达到治疗的目的。

一、老年人用药特点

进入老年，身体各系统的功能逐渐发生退行性变化，尤其代谢功能减低，随着年龄的增高，明显地影响药物的吸收、代谢和排泄及对药物的耐受性。据报道，老年人对药物发生不良反应的发生率比青年人高 2~2.5 倍，多数老年人同时患有多种病，用药多，药物之间配伍利弊是需要特别注意的，尽量避免可能产生的不良后果。老年人用药须注意：

（1）在用药时，避免或减少药物的副作用，对老年男性病人，如用阿托品、654—2 药物，要考虑到病人可能患有前列腺肥大，用药后可能发生排尿困难的副作用。用链霉素、庆大霉素时，要注意老年人易因前庭平衡障碍引起眩晕的副作用加重。

（2）药物剂量小于成年人，老年人用药量要因人而异，不应常规化。各种衰老变化均表示老年人对药物的耐受性有减低的趋势，为安全用药，老年人用药量可按成年人一般剂量的 1/3 或 1/2，如退热的阿司匹林、消炎痛栓剂，如用成人量可因病人大汗降温过快而虚脱，对于毒副作用较大的药物，为安全考虑应从小剂量开始，逐渐观察调整，达到治疗需要量。如降压药、降糖药、强心药。

（3）注意避免蓄积中毒。多数药物在体内代谢要经过肝脏解毒，肾脏排泄，肝、肾功能差，药物会在体内蓄积时间长而发生毒性反应。老年人用药要慎选对肝、肾功能有明显损害的药物。

（4）合理应用抗生素，避免二重感染。因老年人抵抗力减退，发生感染概率高，反复应用抗生素，对药物敏感性降低。由于老年人发病早期症状可不典型，如体温可不增高，甚至血白细胞也不增多，因而易忽略及时应用抗生素，当感染加重时再应用，往往已延误治病时间及用药时间。有时盲目地长期用大剂量的广谱抗生素，在老年人消化功能减退的情况下，很容易发生二重感染，因大量广谱抗生素既杀灭了致病的菌群，又杀灭了肠道内正常寄生的非致病菌，使肠内菌群失调，引起金葡菌肠炎、绿脓杆菌感染及霉菌感染（可波及口腔、肠道、呼吸道、泌尿道等多系统）。故老年病人应在医师指导下合理选用抗生素，严格掌握适应证，用药期间要用足治疗量，坚持定时按量，不自行增减药量，不乱用抗生素，在感染控制后及时停用。

药物是治病防病的重要条件，但又不是唯一条件，要治好病，尤其是老年人常见慢性病，还应注意提高人体的抗病、免疫能力、调节病人的内在潜能，以乐观情绪对待疾病，加之综合的护理措施，如适量运动、休息、饮食、睡眠，合理的生活规律，必要的体疗、理疗（光疗、电疗、水疗、针灸按摩）等。年老体衰者常同时有多种慢性病，运用中医传统辨证论治，常可收到较好效果。

二、家庭用药常识

药物均具有二重性，既能治病，也具有毒、副作用，如果应用不当易产生不良后果，家庭用药应慎重并注意以下原则。

（一）不随便用药

对没有明确诊断的病症，不能自我采取头痛医头、脚痛医脚的用药方式。症状是疾病的信号，是医生诊断疾病的依据，随便在确诊前用药，可造成假象掩盖病情，影响正确诊断而发生其他意外。如阑尾炎时腹痛延误治疗可发生阑尾化脓穿孔引起腹膜炎等。确诊后治疗用药应准确按医生指导要求的药物剂量、用法、时间应用。必要时建立卡片，防止错服、漏服。

（二）老年人忌滥用解热去痛药

引起痛的原因较多，老年人对痛觉已比年轻人低，在未确诊时不随便用药，退烧药量要小，防止大汗虚脱，如消炎痛栓用 1/3 或 1/2 量即可。

（三）老年人忌滥用安眠药

老年人睡眠时间逐渐减少，一般不需用药。但有些老人易患失眠，常服用安眠药，甚至产生依赖。但安眠药可引起不同程度的不适，如用药后头晕、乏力、步态不稳等。偶尔用药尚可帮助调整，如长期服用，可造成对药物的依赖或成瘾，并增加肝、肾代谢负担，给身体带来损害。对失眠应分析原因，如家庭、社会、工作原因引起心理压力或身体原因，而采取不同措施。适当选用副作用少，没有成瘾性的镇静药。因多数镇静药属精神类用药，应注意妥善保管，不可存留过多，防止发生意外。采用体育锻炼、自我调整心理平衡、分散注意力、合理安排作息、防止昼夜倒错睡眠习惯等措施。

（四）老年人忌滥用抗生素

抗生素在治疗感染性病中起重要作用，但都有相应的抗菌范围，并有不同副作用，有的还可发生严重的过敏反应，如青霉素及青霉素族的抗生素，应用前做皮肤过敏试验。阴性结果方能应用。对一些病毒引起的感染发烧，应用抗生素无效且浪费，并可加重肝、肾的损害。所以抗生素应在医生指导下，根据病人的身体状况选择应用，不必迷信"好药""贵药""进口药"，有药物过敏史的病人要记清对哪些药物过敏，提供医生选药时参考。

三、用药途径

用药方法不同及用药途径选择是否正确，对药物作用影响很大。常用给药途径有以下几种。

（1）口服法。绝大多数药物经胃肠道吸收，而发挥治疗作用，其方法简便、安全、无痛苦、经济，是病人较易接受的最常用的给药途径。缺点是作用较慢，吸收量不规则，不适用在抢救时给药。

（2）胃肠道其他途径给药。①舌下含服：冠心病人心绞痛发作时舌下含速效硝酸甘油 1 片、消心痛、心痛定等。此种方法作用快，只适于用小剂量药物。②直肠给药，保留灌肠，肛门栓剂，比口服作用快，对胃肠无刺激作用，吸收快。

（3）注射给药。用药量准确，作用快，但必须在无菌操作条件下进行。①皮内注射：将药液用注射器注入真皮内的方法，如各种皮内过敏试验。②皮下注射：用注射器把药液注射到皮下组织，常在上臂三角肌处的皮下。注射后 5～15min 生效，适用于药量小，没有刺激性药物。③肌肉注射：把药液注入肌肉内的方法，注射部位为上臂三角肌和臀部肌肉外上 1/4 处，因肌肉层厚，血管丰富便于吸收，注射后 10～30min 可生效，是经常使用的给药方法。④静脉注射和输液：药液通过静脉后很快发生作用，此方法多用于急重症抢救，人或药物不适用于皮下肌肉内注射。此方法要求严格无菌。其他还有动脉插管给药，体腔内注射给药。

（4）局部用药。直接将药物用于患处，使局部保持较高的药物浓度并产生局部效果。如涂擦、含漱、湿敷、滴入（耳、眼、鼻）、喷雾吸入、熏洗、阴道内灌洗、肛门塞入。给药途径的选择，原则是能口服则不打针。能打针则不输液。根据药物的作用及病情需要而定。

四、常用药物剂型及护理须知

药物必须通过一定的剂型进入人体发生效应。家庭用药时，对常用药物剂型及使用方法应有所了解。

（1）固体制剂。①片剂。将一种或多种药物加入一定量的赋型剂经压制而成的片剂。因为直接口服，应注意药物干燥保存，防受潮后变质、发霉、失效，有些需避光，如维生素 C，氨茶碱在阳光照射后容易变质发黄。应放于有色玻璃瓶内。舌下含用药片如硝酸甘油片，不咬碎、不吞服，放舌下含化以免影响药效。服片剂应饮水至少 100～200mL，使药物冲进胃内。②胶囊。将粉型药放于空胶囊中，服时应用水整个吞下。③散剂。由一种或多种药物均匀混合成粉末状药，如中药制剂、紫雪散、牛黄散等，服时注意防止呛咳。④冲剂。多为中药，经加工呈颗粒状，体积小，用时用水化开冲服。如感冒清热冲剂、三九胃泰冲剂。⑤丸剂。纯中药制剂经浓缩加工成丸状，如安宫牛黄丸、人参归脾丸等。

（2）口服液体制剂。①糖浆。含有高浓度的蔗糖药物水溶液。因含糖量高，糖尿病人忌用。注意防腐变质。②合剂。多种药物的内服药液，如胶体溶液、水溶液、混悬液、中药合剂。混悬液服前应充分摇匀。口服药液不宜久存。③溶液制剂。为化学药物，液体澄清，如 10% 枸橼酸钾溶液等。

（3）外用药。①点眼剂。直接用于眼部的外用液体无菌制剂，刺激性小，有有效期。点眼药时病人平卧，双眼朝上，药液滴在眼结膜中央，不要点在角膜（黑色）上，以免刺激产生不适。点眼后，用棉球压内眼角，每日 3～4

次或按医嘱。为防交叉感染，药液应专用，点眼前洗手。②点鼻剂。专供滴入鼻腔内的液体药剂。点入前应先清洁鼻腔，病人平卧，头上仰，形成鼻孔朝上姿势，每次滴入 2～3 滴，保持体位 1～2min，防止流入口中。③点耳剂。为专供滴入外耳道内的外用液体药剂。滴耳时，病人取侧卧位，病耳在上，药液滴入外耳道后，将耳廓向后上方拉，使药液流入，并保持侧卧位数分钟。④漱口剂。供清洁口腔用的液体制剂：按浓度要求配制，每日 3～4 次。含漱。⑤搽剂。专供皮肤表面外用。一般用于无破损的皮肤患病部，如止痒擦剂、炉甘石洗剂。⑥灌洗剂。如阴道、尿道、膀胱等部位冲洗药液。用药后病人应保持平卧位至少 30min，使药液发挥作用，进入体腔内药品应按无菌要求防止逆行感染。药液温度不可过高。⑦灌肠剂。专供肛门灌注，用于直肠的药液。保留灌肠前要排空大便。灌肠后尽可能保留，病人应保持平卧至少30min，或在睡前灌肠，使药液充分被吸收。⑧软膏。一种供外用的软性固体制剂，多为油性。注意不要污染衣物。散装软膏久置易变质。⑨栓剂。如肛门栓剂、阴道栓剂，一般应低温保存，同时启封后不要在手中停留时间长，防软化变形后不便使用，尽快塞入后应保持平卧 20min 左右，可自行放入或他人协助。⑩气雾剂。如治疗喘息性支气管哮喘的各种气雾剂，将喷头含在病人口中，在吸气过程中按压力阀使药物呈气雾状吸入，作用快，使用方便。外用止痛消肿的肿痛消气雾剂：用于急慢性创伤、无名肿、烫伤、疮疖及预防褥疮，使用方便，用时振摇后喷涂患部表面，每日 2～3 次。

参考文献

［1］李世昌. 运动解剖学［M］. 北京：高等教育出版社，2010.

［2］李映兰，卢桂珍. 老年健康照护［M］. 长沙：中南大学出版社，2008.

［3］季敏. 残疾人辅助器具适配实用手册［M］. 上海：上海科学技术出版社，2010.

［4］理查德. H. 考克斯. 运动心理学［M］. 7版. 上海：上海人民出版社，2015.

［5］黄岩松. 中医康复保健［M］. 天津：天津大学出版社，2009.

［6］林耿明. 中老年人运动指南［M］. 北京：中国医药科技出版社，2013.

［7］王咏红. 中老年人运动健身读本［M］. 南京：江苏科学技术出版社，2015.

［8］傅杰英. 中医体质养生：形神兼养［M］. 北京：军事医学科学出版社，2011.

［9］王琦. 九种体质使用手册［M］. 北京：中国中医药出版社，2012.

［10］美国运动医学学会. ACSM运动测试与运动处方指南［M］. 北京：北京体育大学出版社，2015.

［11］国家体育总局. 国民体质测定标准手册：老年人部分［M］. 北京：人民体育出版社，2003.

［12］张清华，罗伟凡. 运动养生［M］. 北京：中国社会出版社，2007.

［13］李相如. 中老年健身与健康指导［M］. 南宁：广西师范大学出版社，2014.

［14］陈志羽. 临床疾病概要［M］. 2版. 北京：人民卫生出版社，2013.

［15］张广德. 中老年人常见病养生运动处方［M］. 北京：高等教育出版社，2013.

［16］张琦. 临床运动疗法学［M］. 2版. 北京：华夏出版社，2014.

［17］张绍岚. 疾病康复［M］. 北京：人民卫生出版社，2010.

［18］王英杰. 临床伤筋推拿疗法［M］. 北京：中国中医药出版社，2006.

［19］顾倬云. 老年医学与保健：外科卷［M］. 北京：人民军医出版社，2013.

［20］陈志斌. 临床疾病概要［M］. 北京：人民卫生出版社，2013.

［21］迷罗. 24节气养生法［M］. 南京：江苏人民出版社，2010.

［22］鲍秀芹. 康复护理学［M］. 北京：人民卫生出版社，2009.

［23］郭学军，周梅. 康复护理学［M］. 郑州：郑州大学出版社，2008.

［24］何成齐. 内外科疾患康复学［M］. 北京：人民卫生出版社，2008.

［25］胡永善，戴红. 社区康复［M］. 2 版. 北京：人民卫生出版社，2008.

［26］黄永禧，王宁华. 康复护理学［M］. 北京：北京大学医学出版社，2007.

［27］南登岜，黄晓琳. 实用康复医学［M］. 北京：人民卫生出版社，2009.

［28］倪朝民. 神经康复学［M］. 北京：人民卫生出版社，2008.

［29］潘敏. 康复护理学［M］. 2 版. 北京：人民卫生出版社，2011.

［30］燕铁斌. 物理治疗学［M］. 北京：人民卫生出版社，2008.

［31］叶伟胜. 骨科康复实践［M］. 北京：人民军医出版社，2010.

［32］尤黎明，吴瑛. 内科护理学［M］. 4 版. 北京：人民卫生出版社，2008.

［33］张玲芝，周菊芝. 康复护理学［M］. 北京：人民卫生出版社，2010.

［34］张晓阳. 骨科术后康复指南［M］. 北京：人民军医出版社，2010.

［35］郑松柏，朱汉民. 老年医学概论［M］. 上海：复旦大学出版社，2010.

［36］卓大宏. 康复治疗处方手册［M］. 北京：人民卫生出版社，2007.

［37］黄金，姜冬九. 病人健康教育理论与实践［M］. 北京：人民卫生出版社，2002.

［38］张理义. 老年心理保健指南［M］. 北京：人民军医出版社，2002.

［39］黄金. 老年护理学［M］. 长沙：湖南科学技术出版社，2005.